化验单

背后有学问

刘向祎 ● 编著

人民卫生出版社

图书在版编目（CIP）数据

化验单背后有学问 / 刘向祎编著. — 北京：人民
卫生出版社，2019
ISBN 978-7-117-28456-1

Ⅰ.①化…　Ⅱ.①刘…　Ⅲ.①实验室诊断－基本知识
Ⅳ.①R446

中国版本图书馆 CIP 数据核字（2019）第 084297 号

人卫智网	www.ipmph.com	医学教育、学术、考试、健康，
		购书智慧智能综合服务平台
人卫官网	www.pmph.com	人卫官方资讯发布平台

化验单背后有学问

编　　著：刘向祎
出版发行：人民卫生出版社（中继线 010-59780011）
地　　址：北京市朝阳区潘家园南里 19 号
邮　　编：100021
E - mail：pmph @ pmph.com
购书热线：010-59787592　010-59787584　010-65264830
印　　刷：中农印务有限公司
经　　销：新华书店
开　　本：889×1194　1/32　印张：6.5　插页：1
字　　数：115 千字
版　　次：2019 年 6 月第 1 版　2021 年 11 月第 1 版第 5 次印刷
标准书号：ISBN 978-7-117-28456-1
定　　价：39.00 元

打击盗版举报电话：010-59787491　E-mail：WQ @ pmph.com
（凡属印装质量问题请与本社市场营销中心联系退换）

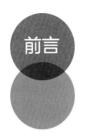

前言

我们每个人都看过化验单（检验报告单），但是您能正确解读它吗？它背后那些事儿您了解吗？化验单上绝不是一些简单的数字和加减号，它能反映出一个人身体功能状况的许多关键信息呢。目前，医院检验科对各种标本的采集、检测、结果审核，已是医院运行中一个重要的环节，化验单也成为临床医疗的重要组成部分。据统计，检验科提供的化验单信息约占临床辅助诊断信息总量的 60% 以上，其实，一份合格的化验单不仅是疾病诊断的依据，它对疾病的治疗和预后监测同样起着积极的作用，也是解决医疗纠纷的病历资料之一。因此化验单的正确解读与否，与患者的生命健康息息相关。

但很多人看化验单仅停留在字面上，只看加减符号或上下箭头就匆忙做出判断和治疗，这是一大禁忌！我们说，任何时候出现的明显异常检测结果，在没有确切临床指征符合的情况下，均需再重复检测一次，以避免可能在各个环节造成的误差！因为化验单背后有太多的相关检验知识还没有被大众甚至一些临床医师所了解，很多因素都可能影响检验结果，比如标本的采集、检验方法的选择、试剂的敏感性甚至被检者的年龄问题等。所以说要想真正深层次理解化验单信息，必须结合个人情况，并听从医生专业的指导。

医院检验科的任务就是对检验标本指导采集、接收、检测以及报告结果。任何一个环节都不能忽视，必须严格控制检验前、检验中和检验后的质量，其中标本的采集需要被检者的参与，也更难以控制。因人体一些指标是受饮食、时间、运动、药物等许多因素影响的，很多时候出现的化验单与患者临床表现不符，原因就在于标本出了问题，被检者往往因知识的缺乏而不明白为什么这么留取标本。

本书作为科普图书，就是希望传播给大家一些常用检验知识，尽量用通俗易懂的语言，把常用检测项目和经典的案例讲解给读者，让读者对各种化验报告单有一个初步的、正确的认识，为自身健康保驾护航。书中也有作者在多年检验工作中积累的大量经验，适合检验行业同仁和临床医师交流。因检验专业与临床各科都密切相关、知识涉及面广，检验技术又进展迅速，且本人知识有限，编写内容必然存在疏漏之处，恳请各位专家同行与广大读者朋友们批评指正。

首都医科大学附属北京同仁医院

刘向祎

2019 年 3 月

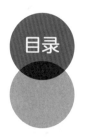

目录

第三章
经典案例

第一章

认识化验单

您知道如何解读化验单吗？大家到各级医院看病或去体检中心体检，医生通常会开具一些化验项目，目的是了解我们的身体状况，为疾病诊断提供客观证据。化验单有时容易看懂，比如检查项目后面会有上升或下降的箭头来提示结果的高低；但很多时候我们看着满是数字、字母或符号的化验单会眼晕，不能完全了解琳琅满目的各种化验单的意义。这很正常，因为化验单的内涵绝对不是简单数字和箭头，它背后有很多学问呢，下面我们就一起来认识化验单。

第一节

认清纷繁复杂的化验单

随着检验技术和方法的迅速发展，医院化验项目已经从最初的几十种到今天的上百种，化验单内容也是琳琅满目。用我们专业术语说，化验单应该叫检验报告单。

大家熟悉的"三大常规检查"一般指血、尿和便常规化验单，其他常见的有肝脏功能（转氨酶等）、肾脏功能（肌酐等）、血脂项目（胆固醇等）化验单，还有感染免疫项目（如乙肝检测）、肿瘤标志物（甲胎蛋白等）和分子生物学（病毒核酸等）化验单等。现在医院还有多种内镜检查，如胃镜、肠镜的结果报告单，不过这些内容不在本书科普范围。

一、化验单都包括哪些内容

我们先看一张比较完整的化验单（图 1-1-1）：

一份完整的化验单（检验报告单）包括以下内容，从上到下依次是：

1. 实验室名称。

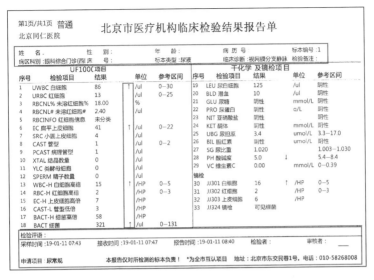

图 1-1-1　检验报告单包括的内容

2. 姓名、性别、年龄、病历号、病区科别、床号、标本类型、标本唯一编号、临床诊断。

3. 检测项目、检测结果、单位、提示符、参考区间。

4. 检验评语或备注（这体现实验室价值）。

5. 采集时间、接收时间、报告时间、检验者、审核者。

很多时候报告单的检测项目一栏会有中英文对照，因此我们在本书里也尽量展示中英文，以方便大家识别项目，如白细胞（WBC）、雌二醇（E2）；也有的化验单用的是中文首字母。不过，阅读时请大家一定以中文为准。

二、阅读化验单的正确顺序

当大家在"门诊取化验单"处、自助检验报告打印机上或者医院微信平台取到化验单后，请认真遵循下面的顺序阅读。

1. 首先核对个人信息：姓名、性别和年龄

这一步很关键，核对个人信息是为了避免取到同名的化验单或者信息传输错误的单子。

2. 看化验单备注栏或检验评语栏

这一栏的位置不确定，一般在检验项目的下面，目前许多医院化验单上都有，内容或多或少。检验评语是对化验单的重要解读或提示，相当于一个简洁明了的对话，如"镜下血小板聚集，建议末梢血分片""建议查梅毒组套""建议查乙肝病毒核酸"等。对于化验单备注的内容大家也要留意，如"标本溶血，建议复检""结果已复查，建议结合临床表现"等，这时请一定交给医生进行判断。

3. 看检验项目的结果以及有无升降的箭头

大多数人对结果数据不太懂，往往只注意有没有箭头，没有箭头就认为万事大吉。这是错误的！因为有的检验项目有多个参考区间，化验单上会列出不同条件下的参考区间，没有箭头，此时需要你针对自己的情况或时期找出对应的参考区间来进行比对，如激

素报告单（图 1-1-2）。没箭头不一定真没事！

序号	检验项目	结果	提示	单位	参考区间
1	E2 雌二醇	21		pg/ml	卵泡期27－122 排卵期95－433 黄体期49－291 绝经期20－40
2	FSH 促卵泡激素	3.57		mIU/mL	卵泡期3.85－8.78 排卵期4.54－22.51 黄体期1.79－5.12 绝经期16.74－113.59
3	LH 促黄体生成素	0.17		mIU/mL	卵泡期2.12－10.89 排卵期19.18－103.03 黄体期1.20－12.86 绝经期10.87－58.64
4	PRL 泌乳素	4.69		ng/ml	绝经前3.34－26.72 绝经后2.74－19.64
5	PROG 孕酮	0.24		ng/ml	卵泡期0.31－1.52 黄体期5.16－18.56 绝经期0.08－0.78 孕初三个月4.73－50.74 孕中三个月19.41－45.30
6	T 睾酮	0.81		ng/ml	0.10－0.95

图 1-1-2 　激素报告单

关键的"三"步走解读报告单

第一步▶ 核对姓名、性别和项目（参考区间分男女）。

第二步▶ 仔细审阅本化验单有无备注和检验评语。
　　　　　如溶血、乳糜等。

第三步▶ 看看有无箭头，注意是不是多个参考区间。
　　　　　如性激素分黄体期、卵泡期和排卵期。

三、化验单结果的类型

　　化验单的结果通常有两种类型：定性和定量检测结果。

1. 定性结果

结果栏标有"阳性""阴性"或"＋""－"，表示某些被检物质的有或无。如粪便隐血试验（OB）报告单（如图 1-1-3）："阳性"提示有消化道出血，"阴性"提示没有消化道出血。由于阴阳两个字容易混淆，最好化验单再标注"＋"和"－"。需注意，这里的"＋"只是一个定性的概念，有时，"＋"的多少也反映一个半定量的结果，比如在尿常规化验单上会出现"蛋白＋＋"，这时"＋"数量的多少与尿中的蛋白质含量多少成正比。还有的检验项目中，超出参考区间的也标注"＋"（图 1-1-4）。

序号	检验项目	结果	提示	单位	参考区间
1	外观(便)	棕软			
2	白细胞(便)	未见		/HP	
3	红细胞(便)	未见		/HP	
4	潜血试验	阴性			阴性

图 1-1-3 粪便隐血试验报告单

序号	检验项目	结果	提示	单位	参考区间
1	*乙型肝炎表面抗原(发光法)	阳性98.71	+		0－0.05
2	梅毒特异性抗体(发光法)	阴性0.04			0－1
3	HIV-P24抗原/抗体(发光法)	阴性0.07			0－1
4	*丙型肝炎抗体(发光法)	阴性0.05			0－1

图 1-1-4 感染免疫报告单

2. 定量结果

此时的检验结果是数据，注意数据往往有单位，需要和后面的参考区间比，高于参考区间有上升箭头，低于参考区间有下降箭头。检验项目有多行参考区间的，往往没有箭头，要根据被检者相应的时期或条件选择参考区间再进行比较。

最常见的是血常规报告单，参考区间外的用上升或下降箭头表示（图 1-1-5）。

第1页/共1页

北京市医疗机构临床检验结果报告单

普通

北京同仁医院

姓　名：　性　别：　年　龄：　病 历 号　标本编号：

病区科别：喉科病房(西区)　床　号：　标本类型：全血　临床诊断：左声带麻痹　检验备注：

序号	检验项目	结果	提示	单位	参考区间	序号	检验项目	结果	提示	单位	参考区间
1	WBC *白细胞	3.25	↓	10^9/L	3.5–9.5	15	MCV *平均红细胞体积	79.8	↓	fL	82–100
2	LYM% 淋巴细胞%	51.70	↑	%	20--50	16	MCH *平均血红蛋白量	26.5	↓	pg	27–34
3	MON% 单核细胞%	7.40		%	3–10	17	MCHC *平均血红蛋白浓度	332		g/L	316–354
4	NEU% 中性粒细胞%	38.10	↓	%	50–70	18	RDW 红细胞体积宽度	13.80		%	11.5–15.5
5	EOS% 嗜酸性细胞%	2.20		%	0.4–8	19	PLT *血小板	184.0		10^9/L	125–350
6	BAS% 嗜碱性细胞%	0.60		%	0–1	20	MPV 平均血小板体积	10.60		fL	6.8–13.5
7	LYM# 淋巴细胞绝对值	1.68		10^9/L	1.1–3.2	21	PCT 血小板比积	0.20			0–0.99
8	MON# 单核细胞绝对值	0.24		10^9/L	0.1–0.6	22	PDW 平均血小板宽度	11.70		fL	9.8–17
9	NEU# 中性粒细胞绝对值	1.24	↓	10^9/L	1.8–6.3	23	XX 血型	O型			
10	EOS# 嗜酸性细胞绝对值	0.07		10^9/L	0.02–0.52						
11	BAS# 嗜碱性细胞绝对值	0.02		10^9/L	0–0.06						
12	RBC *红细胞	4.65		10^12/L	3.8–5.1						
13	HGB *血红蛋白	123.00		g/L	115–150						
14	HCT *红细胞压积	0.371			0.35–0.45						

检验评语：建议推片末梢血形态学分析

采样时间：19-01-11 06:17　接收时间：19-01-11 07:20　报告时间：19-01-11 09:51　检验者：　审核者：

申请项目：血常规+abo血型鉴定　本报告仅对所检测的标本负责！　*为全市互认项目　地址：北京市东交民巷1号。电话：010-5826869

图 1-1-5　血常规报告单

注意，有些检验项目会有一些假阳性和假阴性存在，这既有人体状况动态变化的因素，亦有检验方法选择与试剂敏感性的问题。如果检查结果超出所标示的参考区间时，一定要让医生看，医生会根据临床表现综合分析。还有一些结果需要连续观察，即间隔一段时间再次检验，因每一次化验只能反映人体某一瞬间的情况，有些病理变化能检测到，有些可能检测不到。**不能以一次化验结果为准！**

如果大家仔细看化验单，上面还有句话"本报告仅对所检测的标本负责！"说明化验报告中的结果是来源于实验室收到的标本，只有标本合格才能正确反映被测者的情况。被检者有任何疑问可以联系实验室，化验单下面一般都有联系方式（图 1-1-5）。

没有箭头就说明我们一定健康吗？

不是的！这和选择的检查项目有关，因为很多检查项目不敏感，所测指标在病程早期时没有显著变化。如检测血中肌酐浓度可以反映肾脏功能，不过在肾功能下降 50% 以上时肌酐数值才有上升，所以早期肾损伤就不能被发现；如有需要，可选取更敏感检测项目检测肾功能，比如尿微量白蛋白。

合格的标本是关键

　　检验科往往不是直接面对患者，而是面对一个个来自患者的标本。检验师会通过各种方法检测患者标本中的某些成分（如基因、蛋白或代谢小分子等）获得相应数据和图像信息，给出检验报告单，有助于医生进行疾病的筛查、诊断、鉴别诊断或疗效监测等。

　　常见的标本主要有血液、尿液和粪便，也有一些标本是患者的脑脊液、胸腹水等。

　　标本的正确采集十分重要！有大量资料表明，化验单结果与患者表现不符的情况中有 60% 以上的原因是采集的标本不合格。许多因素都能影响化验结果，例如标本采集时机不对、采集容器不正确以及标本凝集等。下面我们将为大家介绍常见标本的采集要求。

一、血液标本的采集

　　临床上常见的血液标本有末梢血（手指血）和静脉血。建议大家采集静脉血最好！有些特殊情况也可以采集末梢血，比如化疗患者监测白细胞，可以采集手指血；婴幼儿静脉血采集困难，也可采集手指血。

为什么说采集静脉血最好呢？因为末梢血主要用来做血常规，比如患者因发热来医院，医生常常会让做血常规检查。但是末梢血采集过程中过分挤压可能造成组织液混入，导致血小板的聚集，从而血小板数值偏低，容易造成误导；另外报告单中给出的血常规参考区间来自静脉血，鉴于以上诸多因素，临床上血常规检查时更建议采集静脉血，结果更可靠。

（一）采血前的注意事项

1. 饮食

临床有些血液检测项目需要空腹采取静脉血，如常见的血糖、血脂、肝功能、激素和肿瘤标志物等。另外，需要用血清进行检测的免疫球蛋白三项（IgA、IgG、IgM）、风湿三项（ASO、RF、CRP）等，也最好空腹抽血，以尽量排除饮食可能造成的各种干扰。

空腹指检验前至少 8 小时需禁食，可以适量饮水。但是也不能空腹时间过长。若患者空腹时间超过 12 小时，其血糖、血脂中胆固醇（CHO）和甘油三酯、尿素氮（BUN）等指标会降低，而肌酐、尿酸、胆红素等代谢产物指标会上升，这对检验结果会产生一些影响。

采血前一天晚上要正常饮食，避免暴饮暴食、酗酒和过于油腻等，否则均可导致检验结果改变。如酗酒会引起尿酸（UA）、谷氨酰转移酶（GGT）、碱性磷酸酶（ALP）和癌胚抗原（CEA）等指标的上升。因此查体采血前尽量避免上面各种因素。

2. 运动

剧烈运动后，肌酸激酶（CK）、肌酐（CREA）、血尿素氮（BUN）、尿酸（UA）、白细胞（WBC）、钾离子（K^+）、高密度脂蛋白胆固醇（HDL-C）会有所升高。运动员的乳酸脱氢酶（LDH）、尿素氮（BUN）较高，长期的运动促使 HDL-C 等检测指标升高。如果体检者是跑来的，通常建议平静 15 分钟后再采血。体内白细胞一般在安静松弛时数目较低，活动和进食后较高，早晨较低，下午较高，一日之内可相差一倍。

3. 采集时间

测定激素的标本采集需要注意时间。如肾上腺皮质分泌的皮质醇（F）在早晨 6 点左右达最高峰，随后逐渐降低，上、下午所测之值可能有明显差异，因此最好在标本上注明采血时间是上午还是下午。另外，女性生殖激素与月经周期也密切相关，随月经周期而波动，黄体生成素（LH）、卵泡刺激素（FSH）、促甲状腺素（TSH）在每日不同时辰，其浓度会出现一些变化，因此建议女性早上空腹采集，便于观察在整个月经周期的变化。

4. 怀孕

孕妇化验单往往有很多箭头，怪吓人。其实，怀孕会造成很多指标变化，孕期的体检结果往往与健康成人有很大差别，如甲胎蛋白（AFP）、总胆固醇（TCHO）、甘油三酯（TG）偏高，白蛋白（ALB）偏低。而一般化验单参考区间只是针对健康成人，所以孕妇的检验结果一定要请妇产科大夫阅读，不要自己一看到箭头就吓一跳。

5. 溶血与乳糜血

溶血是临床上最常见的血液标本不合格的原因。若采血后的血液受到低渗溶液或强力振荡等因素的影响，血中红细胞会破裂、血红蛋白就从细胞内逸出到血浆，这种现象即是溶血。溶血会影响检测结果的项目主要有：钾（K^+）、乳酸脱氢酶（LDH）、ALT 和 AST 等。对于这种溶血的标本，又不方便马上对患者重复采血时，检验师往往就在备注或检验评语栏注明溶血（图 1-2-1），建议复查。

序号	检验项目	结果	提示	单位	参考区间
1	IRON 铁	6.20	↓	umol/L	10.6～36.7
2	UIBC 铁不饱和结合力	26.74		umol/L	22.4～57.8
3	TIBC 总铁结合力	32.9	↓	umol/L	45～65
4	TS 转铁蛋白饱和度	18.8		%	成年人15～45
					儿 童10～45
5	FER 铁蛋白	178.1		ng/ml	15～200
6	FOL2 叶酸	7.6		ng/ml	3.2～20
7	VB12 维生素B12	>1500		pg/ml	180～914
8	PTHJK 甲状旁腺激素	71.20		pg/ml	12～88
9	TRF 转铁蛋白	160.99	↓	mg/dl	200～360

检验评语：标本溶血，结果仅供参考，结合临床，必要时重新抽血复查。

图 1-2-1　评语栏注明溶血

此外，很多时候血脂代谢异常的人，即使空腹抽血，离心后血清仍呈现浑浊，即乳糜血（此类血清颜色呈乳白色或混浊状，表示含有较多脂肪，而正常血清呈淡黄色），这也影响一些指标的测定。

（二）采血管的正确使用

通常血液标本可以检测很多项目，不同的项目需要不同颜色的管子来采集，管子颜色具有不同内涵（图 1-2-2），这一规则是全世界通用的！

1. 血常规检查应使用**紫帽管**（EDTA 抗凝管），其他抗凝剂可能引起血细胞形态的变化，造成血细胞计数和分类不准确。

2. 血凝检查应使用**蓝帽管**（枸橼酸钠抗凝管）。

3. 生化项目通常使用**黄帽管或红帽管**（无抗凝剂的管），急诊时采用**绿帽管**（肝素抗凝管），千万不要把紫帽管中的血倒入绿帽管，这样会造成检验结果严重偏差！

4. 血沉使用**黑帽管**。

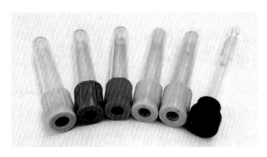

图 1-2-2　不同颜色的采血管

需要做多个项目时，通常采血顺序是：蓝帽管（血凝项目）→黄帽或者红帽管（生化项目）→黑帽管（血沉）→紫帽管（血常规）。

此外，采集血液时，最好"一针见血"，防止组织损伤，因组织损伤会造成外源性凝血因子进入针管；如果采血过慢或不顺利，可能激活凝血系统，使凝血因子活性增高、血小板假性减低。

小贴士

输液患者严禁在输液侧胳膊采血！

应在输液装置的对侧胳膊采血，避免血液被稀释，尤其不能在输液装置的近心端采血。再就是，止血带压迫时间不能过长，最好不超过一分钟；若压迫时间过长，可引起纤溶活性增强、血小板释放及某些凝血因子活性增强，影响实验结果。

二、尿液标本的采集

如何正确收集尿液标本呢？

这看似是一件简单的小事，其实要注意的地方甚多，一有疏忽往往直接影响检查结果而使诊断失误！

尿液检查是对肾脏病患者或者监测药物对肾功能影响时最常做的检查项目，正确留取尿液标本，对于保证检查结果的可靠性十分重要。留取尿液标本时应注意以下几点：

1. 晨尿

尿常规检查一般留取晨尿检测最为适宜。晨尿是指早晨起床时第一次小便，尿中的有形成分相对较浓，较容易发现尿液的异常，也可避免白天饮食、饮水、运动等因素的影响。

留取的尿液标本应在一小时内送检，以免因温度、酸碱度的变化影响尿中的有形成分，使红细胞、白细胞遭到破坏或皱缩变形；特别是做尿红细胞显微镜检查时，新鲜的尿液标本才符合要求。因此不建议在家里留取尿标本后很长时间才送到医院。

尿常规检查时最好留取中段尿，可避免尿道口炎症分泌物、白带等污染尿液而影响检查结果。留取中段尿的方法是在留小便时，先排掉前一段小便，留取中间的一段，最后一段小便也不要留取。

2. 12 小时、24 小时尿液的留取

12 小时尿一般是指留取晚 7 时～晨 7 时的小便，即晚上 7 点时先将小便排尽弃去，然后将晚 7 点后的小便留置在容器内，一直留到次日晨 7 时尿为止。24 小时尿留取，首先弃去起床时的尿，一般在早晨 7 时开始，将 7 时以后的尿留置在容器内，一直留到次日晨起床 7 时尿为止。记录 12 小时或 24 小时尿总量（或称尿的重量）后，将尿混匀，留一小瓶（50～100ml）尿样本送检。

女患者月经期一般不宜留取小便送检，因经血易混入小便而造成血尿的假象。

3. 尿液培养

做尿液微生物培养检查时，让患者留取前用肥皂温水清洁尿道口，再留取中段尿；并且要在抗菌药物使用之前取样，以免药物抑制细菌的生长，影响实验结果。

三、粪便标本的采集

如何留取合格粪便标本呢？

1. 取样用的器皿

要用专用采样杯取新鲜的粪便。不得混有尿液，不可有消毒剂及污水。在实际送检中，经常会遇到有些父母用纸尿裤或卫生纸给孩子留取粪便，这样的做法是不可取的。因为标本中的水分会被纸吸干，使得样本有形成分被破坏，影响检测结果。

2. 采样时间

采样后及时送检，建议在家中取样的患者，使用医院检验科正规的采样器皿，而且送检时间越短越好。一般情况下，标本采集后应在一小时内送检完毕，否则可因 pH 及消化酶的影响而导致有形成分的破坏，结果与实际情况不符。

3. 挑取粪便部位

采集标本时应用干净竹签选取含有黏液、脓血等病变位置的大便；外观无异常的粪便须从表面、深处多处取材，以提高阳性检出率。合适部位取材非常关键！

4. 取样的量

量一般为大拇指末段大小，即花生米大小（约5g）即可，不要太多，也不要太少。

5. 粪便隐血试验（OB）

应连续检查3天，选取外表及内层粪便，应迅速送检进行检查，以免长时间放置使隐血反应的敏感度降低。

6. 粪便培养检查

用标本进行细菌培养检查时，应全部用无菌操作收集，立即送检。

7. 寄生虫检查

这是粪便检查的重要内容之一，只是现在整体卫生状况较好，见到寄生虫和虫卵的机会较少了，不过也不能忽视。找寄生虫虫体及虫卵计数时应采集24小时粪便，查找虫体时应从全部粪便中仔细搜查或过筛，然后鉴别其种属；找虫卵时应混匀后检查。对某些寄生虫及虫卵的初步筛选检验，应采取三送三检，因为许多肠道原虫和某些蠕虫卵都有周期性排出现象。

若怀疑下列寄生虫感染，为了提高检出率，需对粪便进行特别的处理或保存。①查痢疾阿米巴滋养体：应于排便后立即送检，从脓血和稀软部分取材，寒冷季节标本传送及检查时均需保温；②查日本血吸虫卵：应取黏液、脓血部分，孵化毛蚴时至少留取30g粪便，且须尽快处理；③查蛲虫卵：须用透明薄膜拭子于晚12时或清晨排便前自肛门周围皱襞处拭取，并立即镜检。

总之，做各种检验项目时，合适的标本采集非常重要，不管是血液、尿液或粪便等标本，医生要告诉患者采集的注意事项。影响结果的因素多而复杂，比如标本采集时间和时机、患者昼夜生物钟节律的变化，甚至采血时的体位与止血带结扎时间的长短等。为保证化验单结果准确，各检验室都有规范的"标本采集手册"，因此患者留取标本时一定要听从医生的嘱托并严格执行。

第三节

没有十全十美的检测方法

大家一定要了解，任何检测方法对于疾病判断的灵敏度、特异度均不是100%，而且同一检验项目不同方法会有不同的化验结果，同一方法不同仪器检测也会有不同的化验结果。这是因为每种测定方法都会存在一定干扰因素、都有其局限性！对结果有异议一定联系检验科。

目前有些地区对有些项目的化验单可以互认，如血常规、尿常规、血液生化等。有的项目目前是难以互认的，比如激素的检验，建议患者固定一家单位采用同一种机器进行检测，这样前后的结果比较才有意义。

一、检验项目的分类

检验项目的分类与其预期用途是关联在一起的，除了前面提到的可以把检验项目分为定性（判定阴阳）和定量（具体数值）检验项目外，还可分为诊断性项目、筛查性项目和功能类项目。

1. 诊断性项目

常见的有甲状腺激素、肌钙蛋白、糖化血红蛋白、血培养项目等。另外还有些寄生虫病的诊断，如妇科白带检查，找到滴虫，即可诊断为滴虫性阴道炎；血常规红细胞中发现疟原虫，诊断为疟疾。

2. 筛查性项目

感染免疫血清学检查是典型的筛查项目，还有孕妇做的唐氏筛查项目也是。如酶联免疫方法（ELISA）检测丙型肝炎抗体（图 1-3-1），它并非确诊试验，常存在假阳性与假阴性（如干扰物污染、钩状效应、窗口期）的可能。我们筛查项目的原则是宁可假阳性，绝对不能假阴性，避免漏诊。有时高龄孕妇做唐氏筛查实验，报告提示 21- 三体阳性，这仅仅是初筛阳性，不是说确定怀了畸形儿，一定还要做羊水穿刺等确证性实验，所以筛查阳性时不必惊慌失措。

序号	检验项目	结果	提示	单位	参考区间
1	*乙型肝炎表面抗原(发光法)	阴性0.00			0～0.05
2	梅毒特异性抗体(发光法)	阴性0.05			0～1
3	HIV-P24抗原/抗体(发光法)	阴性0.08			0～1
4	*丙型肝炎抗体(发光法)	阴性0.06			0～1

图 1-3-1　丙型肝炎抗体检测报告单

3. 功能类项目

这类项目的检测能反映出身体相应脏器或功能的状态，如血糖、白细胞计数（WBC）、血沉（ESR）、丙氨酸氨基转移酶（ALT）等（图 1-3-2）。

序号	检验项目	结果	提示	单位	参考区间
1	*GLU 葡萄糖	8.23	↑	mmol/L	3.9～6.1
2	*BUN 尿素氮	20.4	↑	mmol/L	3.1～8.8
3	*CREA 肌酐(酶法)	156.0	↑	umol/L	41～81
4	*URIC 尿酸	328.0		umol/L	90～360
5	*TP 总蛋白	70.2		q/L	65～85
6	*ALB 白蛋白	46.3		q/L	40～55
7	*TBIL 总胆红素	8.2		umol/L	0.0～23.0
8	DBIL 直接胆红素	3.5		umol/L	0.0～8.0
9	TBA 总胆汁酸	9.1		umol/L	0～10
10	*ALT 丙氨酸转移酶	35		U/L	7～40
11	*AST 天冬氨酸转移酶	32		U/L	13～35
12	*ALP 碱性磷酸酶	124		U/L	50～135
13	*GGT γ-谷氨酰转移酶	42		U/L	7～45
14	PAB 前白蛋白	16.8	↓	mq/dl	18～40
15	*TG 甘油三酯	1.76	↑	mmol/L	0.56～1.7
16	*CHOL 总胆固醇	5.63	↑	mmol/L	2.1～5.17
17	LDL-C 低密度脂蛋白胆固醇	3.89		mmol/L	正常人<3.37; CVD高危<2.59
18	HDL-C 高密度脂蛋白胆固醇	1.12		mmol/L	1.04～1.6
19	CRP C-反应蛋白	3.50		mq/L	0～8

图 1-3-2　一些功能类检测项目报告单

二、一些检测项目的局限性

在临床工作中，常会遇到化验单结果与患者临床表现"不符"或不同方法检测结果不一致的现象。在排除人为差错、仪器故障、实验条件、干扰因素之外，还有本身方法学的局限性，以下简要分析：

1. 检测方法、原理不同

比如检测尿糖时，有葡萄糖氧化酶试纸法和班氏还原试验两种方法，有时会出现这两种方法检测结果不一致的情况。葡萄糖氧化酶试纸检测阴性而班氏试验阳性的主要原因可能是：①尿中存在葡萄糖以外的其他还原糖，如半乳糖、果糖等；②尿中含有高浓度的非糖还原物质如青霉素、水杨酸和维生素 C 等；③还有可能尿中存在少量葡萄糖同时伴有高浓度还原物质。尿糖氧化酶试纸阳性而班氏法阴性，主要原因是尿液标本被消毒剂过氧化物或次氯酸盐污染。

对粪便隐血检测时，有时出现化学法阴性而免疫法阳性的现象，主要是因为化学法缺乏特异性和准确性，且灵敏度差异较大；免疫法检测粪隐血灵敏度、特异性极高。但这两种方法均会出现假阳性或假阴性的结果。当前，免疫法是大肠癌普查最适用的试验，它不受多种动物血及辣根过氧化物酶的干扰，因此无须控制饮食。

2. 基于抗原抗体反应的抗体不同

针对不同片段制备的单克隆抗体对同一份血浆中

不同片段的结合能力也不同。目前尚无国际统一标准的单克隆抗体，也无统一的参考方法。另外，在自动化凝血仪上采用的免疫比浊法测定还受到乳胶颗粒特征的影响，各试剂制造商选择乳胶颗粒大小不等，结合单克隆抗体能力也有差异，反应后吸光特性也不一样。再就是单克隆抗体特异性差异和试剂生产工艺的不同，致使各试剂间检测 D- 二聚体的结果缺乏可比性。

3. 有些化验单结果缺乏统一的标准单位

如脂蛋白 a 的单位有 IU/L 和 mg/L 两种形式。通常应该直接采用制造商提供的单位，不建议进行形式和量的转换。因此，大家看数值时一定带着单位，只有同样单位的数值比较才有意义。

例如"乙肝表面抗原"检测报告单可能会出现 COI（cut off index，是一种"比值"）和 mIU/ml 两种单位。两种单位的区别在哪里？原因还要从其检测方法说起，目前 HBsAg 的检测方法，主要分以下几种：

（1）**定性 - 胶体金法：**是一种定性检测，灵敏度不太高，只报阴阳。主要用于阳性标本的复检。

（2）**半定量法：**报告能体现出数值，但这个数值是"比值"，即 COI 值，是样本参数与对照参数的比值，所以只能称得上半定量。如酶联免疫吸附法（ELISA 法）报告上的"S/CO 值"就是这种情况，大于 1.0 判断为阳性；值越大，HBsAg 含量越高。

（3）**定量法：**指化学发光法（CLIA 法），化验单给出的数值是有单位的，即 mIU/ml，若数值 > 1mIU/ml 视为阳性。定量检测方法不仅可以灵敏地检测出血中很微量的病毒抗原和抗体，而且可以准确地检测出乙肝表面抗原在血清中的量（mIU/ml）。

目前检测 HBsAg 的三种方法中，灵敏度是 CLIA > ELISA > 胶体金法。灵敏度的差异可能导致一种现象：低值样本用胶体金法检测不出（报告阴性），用灵敏度高的 CLIA 法则报告阳性，结果不一致。我们经常会碰到患者拿着报告单问：都是检查血丙型肝炎抗体，这家医院结果是阳性而去另外一家医院检查阴性，在排除标本搞错的情况下，往往是不同方法造成的结果差异。这时告诉患者不用紧张，一个月后再用 CLIA 法检测一次就能基本明确了。

小贴士

免疫测定方法存在一定局限性！同一项目检测方法不同，结果可能差别很大！就像上面乙肝 HBsAg 的检测，胶体金报告阴性而 CLIA 可能报告阳性。因为免疫检测受检测方法、患者自身状况等多种因素的影响，比如老年人感染免疫报告单显示梅毒特异性抗体阳性（＋），往往是老年人的自身抗体干扰免疫反应造成的假阳性。

还有值得一提的是肾功能项目——肌酐的测定方法，目前常用的是酶法和苦味酸法，酶法受药物羟苯磺酸钙的干扰，使得尿素氮结果（很高）与肌酐结果（轻度升高）不匹配，这时医生会结合临床症状或其他检查综合分析。

我们相信随着检验技术的不断进步，检验方法会逐步标准化，检验结果也会逐步一致，各种难以理解的"化验单不符"的现象会越来越少，灵敏度与特异性均高的方法越来越多，这些检测结果将为临床诊断提供更有效证据。

第四节

影响化验单结果的因素

化验单结果受很多因素的影响。从患者的自身状况到标本是否正确留取与运送，以及实验室对标本的处理时间及采用的检测方法等，这一系列的环节都会影响到化验单结果。因此化验单结果解读一定得结合患者的症状、体征等来综合分析，单凭一张化验单不能诊断任何疾病！

一、患者自身状况和环境

患者个体由于所处地域、年龄、性别、种族等生理因素与生活方式的不同，检验结果可能会有一些差异。生活方式确实会影响检验结果，如长期素食者和长期肉食者的一些化验结果就有所不同，饮食对检验结果的影响，应引起重视；还有一些生活习惯也会影响化验单结果，如吸烟可使血浆纤维蛋白原水平增加，还可使凝血酶生成及血小板激活增加。

二、内源性干扰因素

常见的内源性干扰因素主要介绍以下两种：异嗜性抗体与生物素。

1. 嗜异性抗体

嗜异性抗体是存在于人体内的一类具有足够滴度、能与多种免疫球蛋白相结合的抗体。它可能是由于人接触动物（尤其是小鼠）、进食受污染的食品（如未经高温消毒的鲜奶）或者是接受单克隆动物免疫疗法之后而产生。嗜异性抗体会影响到许多检测项目的结果，使之呈现假阳性或者假阴性。

2. 生物素

生物素是一种水溶性维生素，属于维生素 B 族，又称维生素 B_7、维生素 H、辅酶 R 等。最常见的生物素来源主要是一些补充维生素的口服保健品，可用于成人、儿童以及孕期维生素的补充。

为何生物素会有干扰呢？因为实验室检测中有一种生物反应放大系统利用了生物素，过高剂量的外来生物素将对实验结果产生干扰。如实验室检测肿瘤标志物甲胎蛋白（AFP）明显升高，而被检者的临床表现和影像学结果都不支持AFP的升高，这时医生就要考虑是否有干扰因素，可嘱患者停用保健品一周后再测。往往一周后结果正常，虚惊一场，所以被检者在检测前服用大量含生物素保健品时，应主动告诉医生。

三、药物因素

药物对检验结果的影响我们知道的还很有限，因为新药不断出现，新的检测方法也不断出现，药物的干扰也是不断积累发现的过程。如果被检者对化验单结果有疑问，可以停药一段时间后复检，两次结果都异常，才有意义。

下面是目前已经明确的临床常用药的影响，供大家参考：

1. 口服避孕药

口服避孕药可影响的检验项目很多。如使甘油三酯升高、白蛋白降低等。

2. 镇痛消炎药物

阿司匹林等会使尿中胆红素检测值升高；吲哚美辛、布洛芬等可使检验中淀粉酶和脂肪酶含量明显升高，在用药后 4 小时内影响最大。

3. 抗癌药物

绝大多数抗癌药物对人体造血系统有抑制和毒害作用，可导致血液中红细胞、白细胞、血小板和血红蛋白数量的减少，肝功能改变。

4. 激素类药物

雌激素类药物能影响人体中血脂的正常含量，使葡萄糖耐量试验减低，并可引起血小板和红细胞量的减少。盐皮质激素醛固酮易致水、钠潴留和低钾血症。

5. 利尿药物

临床上常用的为双氢克尿噻、呋塞米、三氯噻嗪和利尿酸等。典型的临床反应为：低血钾、低血容量和低血氯，长期应用后可见高氮质血症和高尿酸血症。

6. 使检验标本着色的药物

药物使尿液染色，从而干扰比色测定和荧光分析的测定结果。如服利福平后尿呈橙红色；服维生素B_2、黄连素等使尿呈黄色；服氨苯蝶啶后使尿呈绿蓝色，并有蓝色荧光。许多药物对大便的色泽也产生影响。

为了最大限度地避免和清除"药物干扰检测"这一现象，临床医师、检验医师和药师必须熟悉给药途径、药物代谢动力学等知识，判定检验结果时要综合考虑给药途径、药物的血药浓度水平、药物的半衰期、排泄途径和清除率等。许多药物对检验结果的干扰，常与血药浓度呈正相关，故检验取样应尽量避开血药浓度高峰期。若患者疾病条件许可时，最好提前几天停药，以尽量排除药物对检测影响，否则检验结果对于患者没有任何意义，还可能给临床带来错误的信息。

总之，患者的情绪、运动状态（如运动会使白细胞数目升高）、生活习惯、饮食、内源性干扰（某些患者体内可能存在某些抗体，如异嗜性抗体、自身免疫性抗体）和药物等都可能对检验结果有一定程度的影响，不同项目影响不同，有问题需及时咨询医生。

第五节

参考区间和临界值

大家看化验单时，会很关注有没有箭头，升高的箭头就表示化验单的结果比参考值（参考区间）高。那参考值是怎么制定的呢？化验单结果在参考区间内，没有箭头就说明身体一定健康吗？白细胞计数不高就没有细菌感染吗？转氨酶升高就表示有肝炎吗？淀粉酶升高就是得了胰腺炎吗？想要回答这些问题，我们首先了解下"参考区间"和"临界值"两个概念。

参考区间来自95%表观健康人范围，所谓表观健康人是指排除了影响所研究指标的疾病和有关因素的同质人群。临界值是用来帮助诊断或排除某种疾病状态的界限，与参考区间概念完全不同。临界值对临床的指导意义更大。

一、参考区间

参考区间是指参考上限和参考下限之间的范围，习惯上称为参考值或参考范围。检验项目的参考区间是通过观测表现健康人群而得出的一些生理、生化指标的数值，用专业术语说，它是95%表观健康人群统计学获得的结果。例如肝功能检测中丙氨酸氨基转移酶（ALT）的参考区间为0～40IU/L，是指有95%的健康人其ALT测定值在这一区间。目前我们国家已经根据相应标准，建立了中国成人常见项目的参考区间，作为行业指南进行发布（见附录）。

很多项目的参考区间与年龄、性别有密切关系。这些数值随着年龄和生理状态等不同而改变，因此在应用检验结果诊断疾病时要充分考虑这些因素，以避免误诊。尤其是孕妇，化验单上经常有很多箭头，那是因为常规实验室只给出普通成人的参考区间，没有对应孕妇的参考区间，所以怀孕后的检测报告单一定要请医生来解读。

参考区间很重要，检测数值只有与对应的参考区间比较才有意义！不同医院的检验科，因所在的地区不同，采用检测的设备、方法的不同，检验项目的正常参考区间也可能会有一定差异。不同试剂制造商在试剂使用说明书中提供的参考区间，除因方法学和单抗因素之外，通常所选的受试人群也是不同的，种族、性别、年龄和生理等方面的差异都会造成统计结果的不同，直接应用进口试剂说明书中的参考区间，往往会出现一些难以解释的现象，甚至误导临床。

还有些项目很难有参考区间，比如血脂项目里的低密度脂蛋白胆固醇（LDL-C），就没有严格意义上的参考区间，只有危险分层划分水平！分为合适水平、低危水平和高危水平。医生会根据每个人的具体情况来调整血脂控制水平，最大程度降低患心脑血管疾病的风险，可以查阅《中国成人血脂异常防治指南》。

二、临界值（cut-off 值）

临界值又称医学决定水平（medicine decide level，MDL），医学决定水平是通过对大量临床患者数据的观察和积累，得到的一些疾病发生发展和变化的数值资料，是医生对被检者进行诊断和治疗的依据。因此医学决定水平的确定需要进行大量的临床观察和研究，是一项十分复杂的工作，它是不同于参考区间（参考区间是来源于表现健康人群的资料）的另一些限值，通过观察测定值是否高于或低于这些限值，医生可对疾病进行排除或确认，或对某些疾病进行分级或分类，或建议进行其他方面的检查，也可提示医师决定是否采取相应的治疗措施等。

例如丙氨酸氨基转移酶（ALT）的参考区间为0～40IU/L，意思是指有95%的健康人其ALT测定值是在这一区间之内。而其医学决定水平（即临界值）则有2个，高于80U／L时，对可引起ALT增高的各种疾病均应考虑，并建议进行其他检查以求确诊；高于300U／L时通常与急性肝细胞损伤有关，如病毒性肝炎、中毒性肝炎、肝性休克等，酒精性肝炎的ALT值一般低于此值，其他如传染性单核细胞增多症、多肌炎等也都往往低于此值。

三、医学决定水平与参考区间的根本区别

参考区间主要研究表现健康人群的数值范围，医学决定水平不仅对健康人的数值进行研究，同时还对有关疾病的不同发展阶段的数据进行研究，以定出不同的决定性限值。可提示医师根据患者自身状况和化验单数值采取不同的临床措施，所以医学决定水平更有助于临床的应用。

量变是质变的准备，质变是量变的结果，当事物的变化超过了度的界限，就会发生质的变化。例如中

性粒细胞的数量受到年龄、生理周期、运动及情绪等因素的影响，可出现暂时性或一过性的生理性增多，这种变化在一段时间内保持相对稳定，即保持在参考区间范围以内。若中性粒细胞数量呈现渐进性增加的趋势，并且超出一定的度（临界值），往往提示机体发生了质变。

第六节

快速检验优与劣

快速检验，也称即时检验（point-of-care testing，POCT），指在患者身旁进行的临床检测即床边检测，通常不一定是临床检验人员来进行，更多的是医师、护士或是患者自己在采样现场即刻进行分析，省去标本在实验室检验时的复杂处理程序。快速检测是显著节约时间、快速得到检验结果的一类方法。

目前应用于临床的POCT仪主要有血糖、心肌标记物、凝血功能和血气分析等几类。其优点是快速，但准确性略欠缺。

一、快速检验的优势

1. 快速

快速检测的主要目的就是更快地得到实验结果，使一些疾病尽早诊断和治疗。如对于急诊胸痛患者，其临床表现高度怀疑心肌梗死，但此时心电图表现不明显而不能做出决定性诊断，运用肌钙蛋白（一种心肌损伤标志物）快速检测试剂，就可及早（15分钟出结果）做出患者是否心肌梗死的诊断，极大提高患者生存率。

2. 操作简便

快速检测的另一特点是操作简便，它可承担实验室的职能但又无须传统的医院实验室设备。POCT既可在小诊所也可在开动的汽车上完成，因此说POCT可以不受时间、地点限制，24小时全方位为患者服务。

3. 节约成本

许多情况下快速检测的应用不仅可以改善实验结果而且可以降低医疗资源的占用，减少患者就医的时间。比如患者采用血糖试纸快速监测血糖，在家即可进行，省去往返医院费用，可降低患者整个就医过程的成本；也减轻了医院与医护人员的负担。

尽管POCT的提法在90年代才开始出现，但发展较快。例如急诊或者围手术期出血时，临床医生对止凝血检验的快速报告与结果可靠的要求非常迫切，一般实验室的凝血检测平均周转时间大约在 45 ～ 90 分钟，而 POCT 操作简便、快速检出结果，医生可以很快给患者调整用药剂量。另外，随着 POCT 技术的发展，在止血、血栓检验中还能减少不必要的静脉采血，优势明显，患者在家中可以完成。

目前，凝血酶原时间国际标准化比值（INR，用于监测抗凝药的效果）的快速测定在国外已经发展到像患者自测血糖那样的方便，INR 能反映患者止血功能的强弱，直接用于常用抗凝药物华法林剂量的调整，其可行性和实用性也在专门的抗凝诊所得以证实，INR 极大地方便了抗凝药治疗性监测。因此，POCT 使患者从医院繁冗的检测程序操作中解脱出来，减少了等待实验室报告的时间，缩短了药物剂量调整的周期，而且在控制好质量的前提下，能够确保用药安全，具有明显的社会效益。

二、快速检验的局限性

POCT 快速检验的标本采集多是末梢血。末梢血和静脉血中所含的物质在个体上会有一定差异，尽管末梢血和静脉血分析物差异很小，但葡萄糖、钾、总蛋白和钙等项目的数值差异在统计学上是有意义的，末梢血的血红蛋白、葡萄糖和钾的检测结果高于静脉血，而钠、氯、钙、胆红素和总蛋白的检测结果低于静脉血。因此，在检验报告上必须注明标本类型。

　　快速检测结果与常规实验室检测结果存在一定差异的问题。检测人员的操作水平、测量环境以及POCT仪器自身准确性的限制等因素都可能影响POCT结果。比如快速测定活化部分凝血活酶时间（APTT）时，发现快速检测与实验室自动化仪器数值的一致性不理想。由于APTT不像凝血酶原国际标准化比值INR那样经过校准计算，APTT的秒数基本不可比，POCT结果会略高于自动化凝血仪的结果，而且APTT测定范围宽，在高值区间不便比较。再就是有些POCT技术与常规自动化仪器具有不同的原理与方法学，即便质控标本的检测有一定相关性，但存在的差异也难以忽略，使得结果准确性欠缺。

　　因此，有些POCT项目只能用来快速筛查，其可靠性、实用性还需进一步完善。希望有关部门尽快制定相关POCT产品的国家标准、行业标准和审评指导原则，促进其规范健康地发展。

第二章

手把手教您看懂
化验单

第一节

三大常规是基石

大家从入幼儿园、入学到工作单位体检，经常都会做血、尿、便三大常规检查。那三大常规的化验单该如何解读呢？接下来就让我们一一说起。

一、血常规

1. 什么是血常规

血常规，这是一个不论医院规模，甚至诊所都可以检查的项目，但又是一个非常重要的常规检查项目！许多人要问，血常规可以检查出来哪些疾病，血常规化验单如何看呢？

血常规又叫"全血细胞分析"。顾名思义，就是统计单位体积血液中各种血细胞的数量。血液中的血细胞可分为红细胞（RBC）、白细胞（WBC）、血小板（PLT）三大类。因此，血常规化验单核心有三部分：白细胞（WBC）计数及分类、红细胞（RBC）计数和血红蛋白（Hb）、血小板（PLT）计数及计算值（图 2-1-1）。

血常规是诊断病情的常用辅助检查之一，是医学上最常用的一种实验室检查项目，也是医生诊断某些疾病的重要依据。如何看化验单结果呢？建议分三步走：先核对姓名，再看评语或备注（有没有血小板聚集），其次看细胞计数（有无箭头）。

第1页/共1页

北京市医疗机构临床检验结果报告单

普通

北京同仁医院

姓　名：　性　别：女　年　龄：21 岁　病 历 号：　标本编号：8

病区科别：喉科病房(西区)　床　号：　标本类型：全血　临床诊断：左声带麻痹　检验备注：

序号	检验项目	结果	提示	单位	参考区间	序号	检验项目	结果	提示	单位	参考区间
1	WBC *白细胞	3.25	↓	10^9/L	3.5—9.5	15	MCV *平均红细胞体积	79.8	↓	fL	82—100
2	LYM% 淋巴细胞%	51.70	↑	%	20—50	16	MCH *平均血红蛋白量	26.5	↓	pg	27—34
3	MON% 单核细胞%	7.40		%	3—10	17	MCHC *平均血红蛋白浓度	332		g/L	316—354
4	NEU% 中性粒细胞%	38.10	↓	%	50—70	18	RDW 红细胞体积宽度	13.80		%	11.5—15.5
5	EOS% 嗜酸性细胞%	2.20		%	0.4—8	19	PLT *血小板	184.0		10^9/L	125—350
6	BAS% 嗜碱性细胞%	0.60		%	0—1	20	MPV 平均血小板体积	10.60		fL	6.8—13.5
7	LYM# 淋巴细胞绝对值	1.68		10^9/L	1.1—3.2	21	PCT 血小板比积	0.20			0—0.99
8	MON# 单核细胞绝对值	0.24		10^9/L	0.1—0.6	22	PDW 平均血小板宽度	11.70		fL	9.8—17
9	NEU# 中性粒细胞绝对值	1.24	↓	10^9/L	1.8—6.3	23	XX 血型	O型			
10	EOS# 嗜酸性细胞绝对值	0.07		10^9/L	0.02—0.52						
11	BAS# 嗜碱性细胞绝对值	0.02		10^9/L	0—0.06						
12	RBC *红细胞	4.65		10^12/L	3.8—5.1						
13	HGB *血红蛋白	123.00		g/L	115—150						
14	HCT *红细胞压积	0.371			0.35—0.45						

检验评语：建议推片末梢血形态学分析

图 2-1-1　血常规报告单内容

2. 怎样解读血常规化验单

（1）白细胞：判断有无感染。白细胞（WBC）在人体负责免疫防御，白细胞升高意味着有炎症感染、过敏性疾病、血液病等的可能。白细胞分类有中性粒细胞、嗜酸性和嗜碱性粒细胞、淋巴细胞和单核细胞，他们分别担负不同的功能，其变化的意义也有所不同。因此在白细胞总数没有变化而分类细胞有变化时，一定要区别对待。

白细胞、中性粒细胞和单核细胞的高低，对于感染的提示非常重要！有时候还作为判断病毒还是细菌感染的标准之一！

中性粒细胞（NEUT）参考区间为 50%～70%。导致中性粒细胞结果升高的因素较多，生理性因素如饱餐、剧烈运动、高温或严寒等，都会使其结果一过性升高；病理性因素有急性感染、炎症等。中性粒细胞降低通常是病理性因素所致，如化疗、某些病毒感染、某些药物和血液病等。

淋巴细胞（LYM）参考区间为 20%～40%。引起淋巴细胞生理性增多的因素：婴幼儿一直较高，6～7 岁逐渐下降；病理性增多的因素：病毒感染、淋巴细胞性恶性疾病等，一些血液病也可引起淋巴细胞病理性降低。

嗜酸性细胞计数和分类增多，初步提示有过敏性疾病。

（2）红细胞：判断有无贫血或缺铁。红细胞负责运送氧气，在红细胞中运送氧气起关键作用的是血红蛋白。因此不仅要看红细胞（RBC）的数量是否正常，还要看平均红细胞所含血红蛋白量以及血红蛋白（Hb）总量是否正常。如果都比较低，就是有贫血，红细胞计数和血红蛋白对于贫血的诊断非常重要，并是分析临床疾病原因、判断预后、决定输血与否以及评价输血效果的重要指标！

　　红细胞计数生理性增多可见于：新生儿、高原地区居民、剧烈体育活动或情绪激动时；病理性增多见于严重慢性肺心病、真性红细胞增多症等。红细胞病理性减低见于贫血、血液病等，如再生障碍性贫血。血红蛋白（男、女数值有差异）生理性减低多见于婴幼儿、儿童、孕妇、老年人，病理性减低多由各种贫血而引起。

　　（3）血小板：血小板负责凝血功能。如果血小板的数量或者形态体积异常，可能出现凝血功能障碍，表现为出血时不容易止血或者皮下受伤容易出现大块淤青。血小板（PLT）计数及计算值主要判断有无出血倾向、血栓形成等风险。

　　临床上血小板减少多见于一些血液系统疾病，如再生障碍性贫血、急性白血病、原发性PLT减少症，还有系统性红斑狼疮（SLE）和弥漫性血管内凝血（DIC）等。导致血小板增多的情况：血小板自身生成多，如骨髓增殖性疾病；血小板反应性增多，如急性感染、某些癌症等。

　　白细胞、红细胞、血小板数目及其比例，对于一些血液病，如白血病、紫癜等诊断和初步筛查有着非常重要的作用！血常规不仅仅局限于以上血液疾病的判断和鉴别，它对几乎所有的疾病或多或少都会有所反应，因此，不要小看血常规，需要我们仔细认真地对待！

（4）注意报告单备注栏，看有无提示血小板聚集。 一旦备注有血小板聚集，一定记得复查！导致血小板聚集的临床因素很多，需要请医生或检验师进行化验单解读，判断是否是血小板假性减低。临床上有一种 EDTA 依赖性血小板减少症的疾病，用常规紫帽管（EDTA 抗凝剂）采集这些人血标本时，结果会造成血小板减少；需要换一种抗凝剂进行采集，人工计数血小板，这时结果往往就正常了。

二、尿常规

尿常规化验单分三部分：尿干化学、尿流式报告和尿镜检（图 2-1-2），若有三部分结果不一致的情况，要以镜检结果为准。相信眼见为实！

尿常规化验单主要看有没有红细胞、白细胞、蛋白和管型。正常情况下都是没有的。若有这些成分，

序号	检验项目（UF100 项目）	结果		单位	参考区间	序号	检验项目（干化学 及镜检项目）	结果		单位	参考区间
1	UWBC 白细胞	86	↑	/ul	0～30	19	LEU 尿白细胞	125		/ul	阴性
2	URBC 红细胞	13		/ul	0～25	20	BLD 潜血	10		/ul	阴性
3	RBCNL% 未溶红细胞%	18.00		%		21	GLU 尿糖	阴性		mmol/L	阴性
4	RBCNL# 未溶红细胞#	2.40		/ul		22	PRO 尿蛋白	阴性		g/L	阴性
5	RBCINFO 红细胞信息	未分类				23	NIT 亚硝酸盐	阴性			阴性
6	EC 扁平上皮细胞	41	↑	/ul	0～22	24	KET 酮体	阴性		mmol/L	阴性
7	SRC 小圆上皮细胞	4		/ul		25	UBG 尿胆原	3.4		umol/L	3.3～17.0
8	CAST 管型	1		/ul	0～2	26	BIL 胆红素	阴性		umol/L	阴性
9	PCAST 病理管型	1		/ul		27	SG 尿比重	1.020			1.003～1.030
10	XTAL 结晶数量	0		/ul		28	PH 酸碱度	5.0	↓		5.4～8.4
11	YLC 类酵母细胞	0		/ul		29	VC 维生素C	0.00		mmol/L	0～0.39
12	SPERM 精子数量	0		/ul		镜检					
13	WBC-H 白细胞高倍	15	↑	/HP	0～5	30	JJ301 白细胞	16	↑	/HP	0～5
14	RBC-H 红细胞高倍	2		/HP	0～3	31	JJ302 红细胞	2		/HP	0～3
15	EC-H 上皮细胞高倍	7		/HP		32	JJ303 上皮细胞	6		/HP	
16	CAST-L 管型低倍	3		/HP		33	JJ324 镜检	可见细菌			
17	BACT-H 细菌高倍	58		/HP							
18	BACT 细菌	321	↑	/ul	0～131						

图 2-1-2　尿常规报告单

提示泌尿系统出了问题。所以查尿常规可以了解泌尿系统一般情况，还可了解其他脏器疾病对肾脏功能有无影响。

1. 如何看尿常规化验单

（1）**白细胞**：若有大量白细胞（报告 WBC 有上升箭头或"+"），且有相应尿频、尿急、尿痛等尿路刺激征时，可考虑泌尿系统感染，如肾盂肾炎、膀胱炎、尿道炎等。若有大量白细胞，但不伴有尿路刺激征时，需要做白细胞分类检查。需要注意的是，有时镜检白细胞显示"+"，但干化学结果也可能不高，这是方法学的限制；因干化学检测白细胞时主要检测对象是中性粒细胞，当尿标本内中性粒细胞不高而淋巴细胞增高时，干化学检测结果就不高，而此时镜检会发现增多的淋巴细胞而出现阳性报告的情况。

（2）**红细胞**：若有大量红细胞，提示有泌尿系统结石、感染、肿瘤、急慢性肾炎等。另外，剧烈运动可导致红细胞一过性增高。

（3）**蛋白**：若蛋白阳性，可能有各种急慢性肾病。药物中毒引起肾小管上皮细胞损伤也出现阳性。

（4）**管型**：在一定条件下，肾脏滤出的蛋白质以及细胞或碎片在肾小管、集合管中凝固后，可形成圆柱形蛋白聚体而随尿液排出，称为管型。若报告中出现管型时，表示以上三种白细胞、红细胞或蛋白等都可能出现在尿中。

（5）**尿糖**：尿糖阳性，见于糖尿病、甲状腺功能亢进、胰腺炎和严重肾功能不全等。此外，颅脑外伤、脑血管意外和急性心肌梗死等，也可出现应激性糖尿，所以尿糖阳性不一定就是糖尿病。

重要的事情反复说！做尿常规检查时最好留取中段尿，以避免尿道口炎症、白带等物污染尿液影响检查结果。留取中段尿的方法是在留小便时，先排掉前一段小便，留取中间的一段，最后一段小便也不排入。

2. 尿蛋白阳性一定是肾脏出了问题吗

不一定！我们可以这样解释：导致尿蛋白阳性的原因有很多，大致分为生理性和病理性两类。生理性的就没有多大意义，此时蛋白水平一般比较低，往往一个"+"，比如妊娠、精神紧张、剧烈运动、大量高蛋白饮食等；病理性的阳性最常见的是肾炎与尿路感染，其他还有盆腔炎、阑尾炎、前列腺炎、高血压、糖尿病等。所以尿蛋白阳性请大家一定认真对待！

3. 对尿中少量红细胞的解读

尿沉渣报告中显示极少量的红细胞，临床医生会根据标本的来源给予不同的分析与处理，比如是导尿还是自行排尿留取的标本、是女性患者还是男性患者的标本。

总之，尿常规化验单中若出现阳性结果，应结合被检者身体状况、标本来源、检测方法等进行综合分析。尤其对于健康查体者，我们既不能掉以轻心，又不能惊慌过度，应小心求证得到合理的解释。

三、便常规和潜血

便常规的化验单通常包括粪便的性状、颜色，有无红细胞、白细胞，有无寄生虫及虫卵，还有粪便潜血试验（OB）（图 2-1-3）。粪便是各种消化道疾病的"报警器"。其中，潜血试验有其特有的临床价值，需要我们去关注。

序号	检验项目	结果	提示	单位	参考区间
1	外观(便)	棕软			
2	白细胞(便)	未见		/HP	
3	红细胞(便)	未见		/HP	
4	潜血试验	阴性			阴性

图 2-1-3　便常规报告单

粪便潜血（OB）是用来检查粪便中隐藏的红细胞或血红蛋白的一项实验，它对检查消化道出血是一项非常有用的诊断指标。

1. 消化道癌症早期，有 20% 的患者可出现 OB 试验阳性，晚期患者的潜血阳性率可达到 90% 以上，并且可呈持续性阳性，因此 OB 可作为消化道肿瘤筛选的首选指标。

2. 有消化道出血、消化道溃疡者多为阳性或间断性阳性。

3. 导致粪便中出现较多红细胞的疾病，如痢疾、直肠息肉、痔疮等也会导致 OB 阳性反应。

实验室采用化学法测定粪便潜血时，患者检查前三天内不要进食动物血制品、瘦肉类的食物，以免造成实验结果的假阳性反应。采用单抗法测定粪便潜血则不必顾及上述食物的影响。

第二节

生化项目花样多

生化项目是医院常用的检测项目，简单来讲，就是用生物化学的方法对人体外周血中的某些指标进行测定，其内容包罗万象，可以比较全面地反映身体状况，帮助检查出潜伏的疾病。下面我们来看最常见的血脂、血糖、肝功以及肾功能的检测。

一、血脂

1. 化验单上常见的血脂项目（图 2-2-1）

总胆固醇（TC，TCHO，也有用 CHOL 表示的）

甘油三酯（TG）

低密度脂蛋白胆固醇（LDL-C）

高密度脂蛋白胆固醇（HDL-C）

序号	检验项目	结果	提示	单位	参考区间
1	APOA 载脂蛋白A1	1.50		g/L	1.2—1.76
2	APOB 载脂蛋白B	0.50		g/L	0.45—1.3
3	HCRP 高敏CRP	2.0		mg/L	0—3
4	LPA 脂蛋白a	25.0		mg/dl	0—30
5	*TG 甘油三酯	0.98		mmol/L	0.56—1.7
6	*CHOL 总胆固醇	4.90		mmol/L	2.1—5.17
7	LDL-C 低密度脂蛋白胆固醇	3.00		mmol/L	正常人<3.37; CVD高危<2.59
8	HDL-C 高密度脂蛋白胆固醇	1.50		mmol/L	1.04—1.6

图 2-2-1 血脂检测化验单

人们常说的血脂升高，"主犯"是总胆固醇，即血液中所有脂蛋白所含的胆固醇总和，而"从犯"是甘油三酯。要注意的是，胆固醇也分好、坏，高密度脂蛋白胆固醇是"好"胆固醇，可以抗动脉粥样硬化，俗称"血管的清道夫"，结果越高越好；低密度脂蛋白胆固醇是"坏"胆固醇，会乘机进入血管，形成斑块，造成血管堵塞，结果越低越好。低密度脂蛋白胆固醇是目前最受重视的一项血脂指标，也是降脂药治疗的靶点。血中低密度脂蛋白胆固醇水平高是已经被证实的引起动脉粥样硬化的危险因素。

因此，血脂升高的罪魁祸首就是"坏"胆固醇——低密度脂蛋白胆固醇，其主要来源是肉类、猪大肠、肝尖、腰花等内脏和一些甜品（主要是其中添加"氢化"的植物油，也就是我们说的反式脂肪酸）。血脂升高的"从犯"甘油三酯的主要来源不是肉，而是主食、甜品、各种酒类。胆固醇和甘油三酯的区别是，胆固醇受饮食的影响很小，但是甘油三酯则相反，控制一段时间饮食后，血中甘油三酯的量可能就明显下来了。

大家拿到化验单一般都首先看箭头，自然而然地认为没箭头就没问题。实际上血脂化验单很复杂，每个人血脂合适范围也有差异，一定请医生看化验单，自己不能简单根据箭头判断。

2. 看懂血脂水平的"高低"

血脂高低，是衡量人体健康与否的一项重要指标，不同人的血脂水平可以有不同的合适范围。化验单上一般有各项血脂的参考区间，严格意义讲，血脂水平是没有"参考区间"的，只是根据划分水平进行危险分层（表2-2-1）；而且，针对不同的危险人群，理想的血脂水平是不一样的，血脂控制的目标值也是不一样的。

表 2-2-1 我国血脂分层切点

划分水平	血脂项目 mmol/L（mg/dl）			
	TC	LDL-C	HDL-C	TG
合适范围	＜ 5.18（200）	＜ 3.37（130）		＜ 1.70（150）
边缘升高	5.18 ~ 6.19（200 ~ 239）	3.37 ~ 4.12（130 ~ 159）		1.70 ~ 2.25（150 ~ 199）
升高	≥ 6.22（240）	≥ 4.14（160）	≥ 1.55（60）	≥ 2.26（200）
降低			＜ 1.04（40）	

　　举个例子，一个患者拿到自己的血脂化验单之后，LDL-C 检测结果是 3.00mmol/L，低于 3.37mmol/L（正常人范围 < 3.37mmol/L），就认为自己血脂水平完全正常，这是不合适的，因为还要看其自身的情况，如果他还有冠心病或脑血管病，或家族有心脑血管病史，他的血脂显然不能只控制到小于 3.37mmol/L 就行，需要控制到更低的水平 2.59mmol/L。

　　心血管健康管理专家为方便大家记忆，编了控制血脂总胆固醇的"543"口诀，即健康人总胆固醇小于 5mmol/L，高危人群（患有冠心病或糖尿病二者之一）总胆固醇小于 4mmol/L，极高危人群（同时患有冠心病和糖尿病）总胆固醇小于 3mmol/L；高危患者低密度脂蛋白胆固醇小于 2.8mmol/L，极高危患者低密度脂蛋白胆固醇小于 2.6mmol/L。

血脂测定注意事项

被检者至少 2 周内保持一般饮食习惯和体重稳定；采血前 3 天避免进食高脂饮食，例如猪羊肉等肉制品、巧克力、冰激凌等；24 小时内不饮酒、不进行剧烈体育运动；重测血脂时至少要相隔 1～2 周再测，以尽量减少或避免由于实验室误差或个体变异造成的假象。同一个体甘油三酯（TG）的水平受很多因素的影响，所以同一个体在多次测定时，TG 值可能有较大差异。

建议 20 ~ 40 岁成年人至少每 5 年测量 1 次血脂（包括 TC、LDL-C、HDL-C 和 TG）；建议 40 岁以上男性和绝经期后女性每年检测血脂；动脉硬化性心血管疾病患者及其高危人群，应每 3 ~ 6 个月测定 1 次。

二、糖尿病相关检测指标

糖尿病是内分泌代谢疾病中的常见病及多发病，其发病率在世界范围内逐年增加，可以列为继心脑血管病、恶性肿瘤之后的第三大危害广大人民群众生命健康的疾病。由于糖尿病还会引起糖尿病性肾病、动脉硬化、视网膜病变等多种慢性并发症，增加了患者的死亡率，所以我们对于糖尿病要做到早监测、早诊断、早预防、早控制。

1. 血糖

临床上常见的有两个项目：空腹血糖和餐后两小时血糖。

空腹血糖（FPG）：指隔夜空腹（至少 8 ~ 10 小时除正常饮水外未进食任何食物）于早餐前抽静脉血所测得的血糖。

餐后两小时血糖：指服用 75g 葡萄糖两小时后测得的血糖值。

空腹血糖 ≥ 7.0mmol/L 和（或）餐后 2 小时血糖 ≥ 11.1mmol/L，且有糖尿病症状即可诊断为糖尿病；空腹血糖在 6.1 ~ 7.0mmol/L 为空腹血糖受损（IFG），餐后两小时血糖在 7.8 ~ 11.1mmol/L 为糖耐量受损（IGT）。空腹血糖受损和糖耐量受损统称为糖尿病前期（预警窗）。在糖尿病前期的时候，若遵从医嘱，可以通过控制饮食、改变生活方式等使得血糖水平回到正常状态，所以一定要做到早发现、早诊断。糖尿病的诊断并不是一次血糖化验就能简单确定的，要结合临床症状多次检测。

空腹血糖正常不一定没有糖尿病！建议高危人群定期监测血糖水平。可以每半年连续 3 天在同一个时间段监测空腹和餐后 2 小时血糖，有助于早期发现糖尿病。

2. 尿糖

尿糖即尿液里出现葡萄糖。但尿糖阳性并不代表就一定是得了糖尿病；而糖尿病患者也有可能出现尿糖阴性。

（1）**尿糖定性试验：**尿糖阳性为诊断糖尿病的重要线索，但轻度糖尿病患者空腹或饭前可呈阴性，饭后尿糖常阳性，故可查饭后 2 小时尿糖；老年糖尿病患者尿糖检查均可阴性。

（2）**尿糖定量测定：**24 小时尿糖定量测定可观察糖尿病的治疗效果。

3. 口服葡萄糖耐量试验（OGTT）

口服葡萄糖耐量试验（OGTT）是一种葡萄糖负荷试验，主要用来测定胰岛细胞功能，即了解胰岛 β

细胞功能和机体对血糖的调节能力，是诊断糖尿病的确诊试验，在临床实践中应用广泛。健康人在一次性摄入大量葡萄糖后，血糖浓度仅为暂时性轻度升高，2小时后可恢复到正常水平，此为人体的耐糖现象。对可疑糖尿病但空腹及饭后血糖正常或轻度升高，不能作出明确诊断者，须进行口服葡萄糖耐量试验。

OGTT 测定方法：

（1）实验应在无摄入任何热量8小时后即清晨空腹进行，口服溶于250～300ml水内的无水葡萄糖粉75g或标准馒头2两。儿童则予每公斤体重1.75g，总量不超过75g。糖水在5分钟之内服完。

（2）从服糖第一口开始计时，于服糖前半小时、服糖后半小时、1小时、2小时、3小时分别在前臂采静脉血测血糖。

（3）试验过程中，受试者不喝茶及咖啡、不吸烟、不做剧烈运动，但也无须绝对卧床。

正常的空腹血糖在3.9～6.1mmol/L（餐后2～3小时应恢复至空腹血糖水平），空腹血糖达6.1～7.0mmol/L为空腹血糖受损，餐后2小时血糖在7.8～11.1mmol/L为糖耐量受损，若空腹血糖高于7.00mmol/L或餐后2小时血糖高于11.1mmol/L且有糖尿病症状即诊断为糖尿病。

4. 胰岛素

胰岛素是人体内唯一能够降血糖的激素！空腹时

血浆胰岛素浓度是 $5 \sim 15\mu U/ml$。进餐后血浆胰岛素水平可增加 $5 \sim 10$ 倍。胰岛素的分泌有两部分：一部分是为帮助维持空腹血糖正常而分泌的胰岛素，称为基础胰岛素；另一部分则是为了降低餐后血糖升高、维持餐后血糖正常而分泌的胰岛素，称为餐时胰岛素。通过餐时胰岛素的作用，餐后血糖的峰值控制在合适水平。

5. C 肽

C 肽是胰岛素产生过程中的一个中间产物，因此测定 C 肽可以间接反映自身胰岛素的分泌情况。健康人的 C 肽值于餐后 $1 \sim 2$ 小时增加 $4 \sim 5$ 倍，3 小时后恢复到空腹水平。血清 C 肽测定可以排除外源性胰岛素的干扰，能更准确地反映患者自身胰岛 β 细胞的分泌功能。临床上使用胰岛素治疗的患者，血清中存在胰岛素抗体，会影响免疫方法测定血胰岛素水平，在这种情况下，就可通过测定血浆 C 肽水平，来了解内源性胰岛素分泌状态。

6. 糖化血红蛋白（HbA1c）

糖化血红蛋白是糖尿病诊断和定期监测的金指标！

血糖水平受饮食、运动量、药物等诸多因素的影响而经常波动。一次血糖只能反映采血那一刻的血糖水平，不能反映采血前一段时间内的平均血糖水平。

糖化血红蛋白可反映采血前 $2 \sim 3$ 个月的平均血

糖水平，且基本不受抽血时间、是否空腹、是否使用胰岛素等因素的干扰。因此，国际糖尿病联盟推出了新版的亚太糖尿病防治指南，明确规定糖化血红蛋白是国际公认的糖尿病监控"金标准"。

糖化血红蛋白与血糖的控制情况：若糖化血红蛋白结果在 4%～6%，血糖控制正常；6%～7%，血糖控制比较理想；7%～8%，血糖控制一般；8%～9%，控制不理想，需加强血糖控制，多注意饮食结构及运动，并在医生指导下调整治疗方案；若＞9%，表示血糖控制很差，是慢性并发症发生发展的危险因素，可能引发糖尿病性肾病、动脉硬化、白内障等并发症，并有可能出现酮症酸中毒等急性合并症。

糖尿病风险因素

年龄 ≥ 35 岁，体重指数 BMI ≥ 24，男性腰围 ≥ 85cm（二尺六），女性腰围 ≥ 80cm（二尺四），有糖尿病家族史、血脂异常、高血压、心脑血管疾病患者，常年不参加体力劳动者。还有对年龄＞30 岁妊娠妇女，尤其有妊娠糖尿病史者，需多关注。

每半年连续 3 天在同一个时间监测空腹和餐后 2 小时血糖，如果满足以下条件，则患者处于"预警窗"期：即餐后 2 小时血糖为 7.8～11.1mmol/L 和（或）空腹血糖为 6.1～7.0mmol/L。监测糖化血红蛋白 HbA1C ＜ 6% 为正常。

三、肝脏功能检测指标

常用的肝脏功能检测指标有转氨酶、白蛋白和总蛋白、胆红素、碱性磷酸酶、γ-谷氨酰基转移酶等（图 2-2-2）。

序号	检验项目	结果	提示	单位	参考区间
1	*K 钾	5.00		mmol/L	3.5～5.3
2	*NA 钠	139.0		mmol/L	137～147
3	*CL 氯	100.0		mmol/L	99～110
4	*CA 钙	2.20		mmol/L	2.11～2.52
5	*PHOS 无机磷	0.90		mmol/L	0.85～1.51
6	*GLU 葡萄糖	5.00		mmol/L	3.9～6.1
7	*BUN 尿素氮	5.0		mmol/L	3.1～8
8	*CREA 肌酐(酶法)	66.0		umol/L	57～97
9	*URIC 尿酸	160.0		umol/L	150～420
10	*TP 总蛋白	66.0		g/L	65～85
11	*ALB 白蛋白	45.0		g/L	40～55
12	*TBIL 总胆红素	5.0		umol/L	0.0～23.0
13	DBIL 直接胆红素	1.0		umol/L	0.0～8.0
14	TBA 总胆汁酸	5.0		umol/L	0～10
15	*ALT 丙氨酸转移酶	23		U/L	9～50
16	*AST 天冬氨酸转移酶	26		U/L	15～40
17	*ALP 碱性磷酸酶	55		U/L	45～125
18	*GGT γ-谷氨酰转移酶	16		U/L	10～60
19	*CK 肌酸激酶	56		U/L	50～310
20	CKMB 肌酸激酶同工酶MB	2		U/L	0～25
21	*LDH 乳酸脱氢酶	130		U/L	120～250
22	HCRP 高敏CRP	2.0		mg/L	0～3
23	LPA 脂蛋白a	24.0		mg/dl	0～30
24	CO2CP CO2结合力	25		mmol/L	22～32

图 2-2-2　常用的肝脏功能检测指标

1. 转氨酶

转氨酶是人体一系列酶的总称。我们化验时常做的有丙氨酸氨基转移酶（ALT）和天冬氨酸氨基转移酶（AST）。它们经典参考区间均为 0～40U/L。这个检验结果可以在全国各地医院互认。

转氨酶的结果受很多因素的影响，例如心情、睡眠、饮酒、药物等。一些脂肪肝的患者转氨酶也会升高。要正确认识转氨酶，转氨酶水平的高低不能完全代表肝功能的好坏，更确切地说转氨酶水平与肝功能状态不成平行关系。

一般认为，如果 ALT 血清值超过正常上限 2～3 倍（100 以上），并持续两周以上，表明有肝胆疾病存在的可能，但是须排除嗜酒、心肌炎、化学药物中毒、寄生虫病等；如果测定值超过正常上限 5 倍即 200U/L，表明有肝胆疾病存在；此时若伴有阳性肝炎病毒标志物，可以诊断为肝炎。急性肝炎时 ALT 可高达 50 倍以上，经积极治疗可好转。不管急性肝炎、慢性肝炎乃至肝硬化，如果 AST 升高幅度等于或大于 ALT，即 AST/ALT ≥ 1 时，常说明肝细胞损伤严重，病情相对较重。慢性肝炎 ALT 升高幅度不大，多在 300U/L 以下。

2. 白蛋白和总蛋白

在化验单里，检测的蛋白主要是血清总蛋白和血清白蛋白。一般认为血清白蛋白的参考范围为 40～55g/L，血清球蛋白为 20～30g/L，血清总蛋白的参考范围为 60～80g/L，白球比（白蛋白与球蛋白的比值）的参考范围为 1.5～2.5。

肝脏是合成白蛋白的唯一场所。血清总蛋白和白蛋白检测是反映肝脏功能的关键指标；只有当肝脏损害达到一定程度时才能并发血清总蛋白和白蛋白的变化，而急性或局部肝损害时这两个指标多为正常。因此，血清总蛋白和白蛋白检测主要用于判断有无慢性肝损害，并可反映肝实质细胞的储备功能。总蛋白减低常与白蛋白减低同时出现，总蛋白增高常同时伴有球蛋白增高。若白蛋白低于 25g/L，需要输液补充。

3. 胆红素

胆红素主要了解黄疸的有无、程度及动态变化，总胆红素的正常值为 1.71 ~ 17.1μmol/L（1 ~ 10mg/L），直接胆红素的正常值为 1.71 ~ 7.0μmol/L（1 ~ 4mg/L）。胆红素偏高的患者会出现巩膜黄染（眼黄）、尿黄、皮肤黄的黄疸症状。胆红素增多可能是胆道出现了梗阻、肝细胞受损，或者是血液出现了问题导致红细胞大量被破坏等情况。

生活中的一些因素也会引起胆红素的非病理性增高，比如剧烈的运动、过度疲劳、饮酒过度等。这一类情况只需注意休息、调整生活习惯就可以自行恢复。

4. 碱性磷酸酶（ALP）

碱性磷酸酶是由肝脏向胆外排出的一种酶，广泛分布于人体的肝脏、骨骼、肠、肾和胎盘等组织。ALP的参考区间与检测的方法和仪器有关。一般来讲：男性 45 ~ 125U/L；女性（20 ~ 49 岁）35 ~ 100U/L，女性（50 ~ 79 岁）50 ~ 135U/L。碱性磷酸酶主要用于阻塞性黄疸、胆汁淤积性肝炎、原发性肝癌、继发性肝癌等的检查。若 ALP > 正常 4 倍则可能为胆汁淤积综合征，但是因为骨组织中也含有大量 ALP，所以孕期、骨折愈合期、骨质疏松、甲状腺功能亢进等情况时，ALP 亦可升高，需注意鉴别诊断。例如儿童在生理性的骨骼发育期，碱性磷酸酶可比正常成人高1～2倍。

5. γ- 谷氨酰基转移酶（γ-GT，GGT）

GGT 广泛分布于人体组织中，肾脏内最多，其次为胰腺和肝脏。正常人的血清中的 GGT 主要来自肝脏。参考区间参见附表二。90% 肝胆疾病患者有 GGT 升高，若 GGT＞正常 10 倍，多提示有阻塞性黄疸、原发性肝癌等。酒精性中毒者的 GGT 也会升高，有助于诊断酒精性肝病。脂肪肝患者的 GGT 也常升高，不过非酒精性脂肪肝时 GGT 活性多数不超过参考区间的 2 倍。一般来说，如果是病理性的原因造成肝损伤的，GGT 会成倍升高；若轻度升高，可能是饮酒、熬夜、疲劳、服用药物等原因。

四、肾脏功能的检测指标

我们通常说的肾脏功能指标是采集血液样本获得的，主要是肌酐、尿素氮和尿酸（图 2-2-3），它们都不是早期肾损伤指标，有时候肾功能已经下降 40% 或更多，但这些指标还在正常范围，如肌酐数值在肾功能下降 50% 以上时才有明显上升。其实，也有一些能反映肾脏早期损伤的检查，比如尿微量白蛋白测定，它是肾功能损伤敏感指标之一。

序号	检验项目	结果	提示	单位	参考区间	序号	检验项目	结果	提示	单位	参考区间
1	*K 钾	5.00		mmol/L	3.5~5.3	21	*LDH 乳酸脱氢酶	130		U/L	120~250
2	*NA 钠	139.0		mmol/L	137~147	22	HCRP 高敏CRP	2.0		mg/L	0~3
3	*CL 氯	100.0		mmol/L	99~110	23	LPA 脂蛋白a	24.0		mg/dl	0~30
4	*CA 钙	2.20		mmol/L	2.11~2.52	24	CO2CP CO2结合力	25		mmol/L	22~32
5	*PHOS 无机磷	0.90		mmol/L	0.85~1.51						
6	*GLU 葡萄糖	5.00		mmol/L	3.9~6.1						
7	*BUN 尿素氮	5.0		mmol/L	3.1~8						
8	*CREA 肌酐(酶法)	66.0		umol/L	57~97						
9	*URIC 尿酸	160.0		umol/L	150~420						
10	*TP 总蛋白	66.0		g/L	65~85						
11	*ALB 白蛋白	45.0		g/L	40~55						
12	*TBIL 总胆红素	5.0		umol/L	0.0~23.0						
13	DBIL 直接胆红素	1.0		umol/L	0.0~8.0						
14	TBA 总胆汁酸	5.0		umol/L	0~10						
15	*ALT 丙氨酸转移酶	23		U/L	9~50						
16	*AST 天冬氨酸转移酶	26		U/L	15~40						
17	*ALP 碱性磷酸酶	55		U/L	45~125						
18	*GGT γ-谷氨酰转移酶	16		U/L	10~60						
19	*CK 肌酸激酶	56		U/L	50~310						
20	CKMB 肌酸激酶同工酶MB	2		U/L	0~25						

图 2-2-3　常用的肾脏功能指标

1. 肌酐（Cr，CREA）

肌酐是肌肉在人体内代谢的产物，主要由肾小球滤过排出体外。每日体内产生的肌酐，几乎全部随尿液排出，一般不受尿液量的影响。肌酐检测可分为血肌酐和尿肌酐，临床上常用检测血肌酐来了解肾脏功能。人体内血肌酐分为内生肌酐和外源性肌酐。内生肌酐是由身体内肌肉代谢产生的，而外源性肌酐，顾名思义，就是从外面摄入的肉类食物产生的肌酐。在肉类食物摄入量较稳定，身体的肌肉代谢又没有大的变化时，肌酐的生成就会比较恒定。

血肌酐的参考区间上限为 100μmol/L 左右。当肾功能有了损害，肾小球的滤过率降低，血肌酐的排出受阻，因此数值就会增高，但是血肌酐数值并不能及时、准确地反映肾功能状况，只有当人体肾脏的大部分遭受病理损伤，肾小球滤过率下降比例较大时（超过 50%），血肌酐值才会出现升高的情况。

2. 内生肌酐清除率

内生肌酐清除率是指内生肌酐随尿液排出体外的速率，它是判断肾小球损害的敏感指标。正常成人的内生肌酐清除率范围在每分钟 80～120ml。成人内生肌酐清除率低于每分钟 80ml 时则表明肾小球滤过功能减退；若减至每分钟 70～51ml 为轻度损害；降至每分钟 50～31ml 为中度损害；减至每分钟 30ml 以下，为重度损害；减至每分钟 20～10ml 为早期肾功能不全，对慢性肾炎患者提示预后不良；减至每分钟 10～5ml 为晚期肾功能不全；每分钟小于 5ml，为终末期肾功能不全。

3. 尿素氮（BUN）

在人体内，血清中的尿素氮由肾小球过滤排出。尿素氮也是判断肾小球滤过功能的一个指标。正常成人空腹尿素氮为 3.2～7.1mmol/L（9～20mg/dl）。BUN 升高，称氮质血症，见于肾功能不全，但在肾小球滤过率（GFR）降低达 50% 时才可见其升高，因此不能及时反映肾功能损害的情况。BUN 较易受饮食、肾血流量的影响，此外感染、肠道出血、甲状腺功能亢进等可使尿素氮升高。正常情况下，血尿素氮与血肌酐的比值约为 10。

4. 尿微量白蛋白（UMA）

白蛋白是重要的血浆蛋白质之一，在正常情况下，白蛋白的分子量大，不能透过肾小球基底膜，因此健康人尿液中仅含有浓度很低的白蛋白，具体到尿白蛋白不超过 20mg/L，所以又被称为"尿微量白蛋白"（图 2-2-4）。若有肾脏疾病时，肾小球基膜受到损害，这个时候白蛋白即可透过基底膜进入尿液中，尿白蛋白浓度即可出现持续升高。

尿微量白蛋白是早期诊断肾功能变化最敏感、最可靠的指标。如果在体检后发现尿微量白蛋白在 20～200mg/L 范围内，就属于微量白蛋白尿，如果患者能够及时就医，规范治疗，尚可彻底修复肾小球，消除蛋白尿。而当尿中微量白蛋白超过 200mg/L 时，就应该引起注意了，此时证明肾病患者已有大量白蛋白漏出，可能出现低蛋白血症，尿常规测试尿蛋白阳性（＋）～（＋＋＋），如果不及时进行医治，就会进入尿毒症期。微量白蛋白尿是糖尿病肾病早期的临床证据，尤其是对于高血压以及 2 型糖尿病患者，进行尿微量白蛋白的筛查十分必要。

序号	检验项目	结果	提示	单位	参考区间
1	*CREA 肌酐(酶法)	8039.0		umol/L	
2	ACR 尿微白/肌酐	89.86	↑	mg/g肌酐	0～30
3	UMA 尿微量白蛋白	8.17	↑	mg/dl	0～1.9

图 2-2-4　尿微量白蛋白

测定尿白蛋白最理想的方法是留取 24 小时尿标本。由于尿白蛋白的排泄量存在较大程度的变异，所以未定时的尿液标本（随意尿）一次白蛋白排泄量增加，可能并无意义，连续 2~3 次增高才有诊断价值。

由于尿微量白蛋白（UMA）项目是目前慢性病管理监测的重要指标，我们详细说一下尿标本留取、报告单位以及临界值。

（1）尿液标本留取类型及方式： 用于尿白蛋白检测的标本包括时段尿（如 24h 尿、12h 尿）、晨尿、随机尿。但由于个体内变异较大，随机尿白蛋白检测通常用尿肌酐进行校正。晨尿是临床较为常用的一种标本类型，相比于随机尿，受到饮水和生理活动的影响较小。但对于夜尿增多的患者，晨尿的生理变异仍较大。

（2）报告方式： 尿白蛋白检测报告方式主要有 3 种，即尿白蛋白浓度（UAC，单位为 mg/L）、尿白蛋白排泄率（UAER，单位为 μg/min）、尿白蛋白与肌酐比值（ACR，单位为 mg/mmol、mg/g 或 μg/mg）。

但鉴于标本留取的方便性，临床上多采用检测晨尿或随机尿标本的尿白蛋白与肌酐比值（ACR）。只是单次检测结果异常并不能诊断患有慢性肾脏病（CKD）。推荐 3~6 个月内至少采集 3 次标本，有 2 次以上的 ACR 检测结果 > 30mg/g 方可诊断 CKD。

（3）临界值的设定： ACR > 30mg/g 常被作为糖尿病肾病（DKD）的临界值。若 ACR < 30mg/g 定义为尿白蛋白排泄正常至轻度增加，30~300mg/g 定

义为中度增加，＞300mg/g 定义为重度增加，用于慢性肾脏病的分期与预后分层。

5. 尿酸

尿酸是人体内的一种代谢产物，由肾脏排出。正常情况下，人体内每天生成的尿酸与排出的尿酸量持平，因此人体内的尿酸含量也相对稳定。参考区间分男女，男：149～416umol/L，女：89～357umo1/L。阅读报告单时请以报告单的参考区间为准。有些原因会导致尿酸的增多，但是尿酸高不等于痛风。由高尿酸发展到痛风一般需要十年左右的时间。出现了高尿酸，如果是病理性的，要及时就医，解除病因；还有些是一过性的高尿酸血症，此时要注意少吃海鲜、动物内脏等高嘌呤的食物，平时也要注意多饮水，少量多次，促进尿酸的排出。

第三节

凝血指标很关键

人机体的凝血功能、抗凝水平和纤溶水平是处于高度平衡状态的，也正因为如此，我们的机体在创伤后能及时止血。手术前常规检测的凝血指标有（图 2-3-1）：

凝血酶原时间（PT）

国际标准化比值（INR）

活化部分凝血活酶时间（APTT）

纤维蛋白原（FIB）

纤维蛋白（原）降解产物（FDP）

D- 二聚体（D-D）

序号	检验项目	结果	提示	单位	参考区间
1	PT 凝血酶原时间	13.5		秒	10.5～15
2	PT% PT活动度	74.3		%	70～130
3	INR 国际标准化比值	1.160			0.8～1.2
4	APTT 活化部分凝血活酶时间	31.5		秒	21～35
5	TT 凝血酶时间	16.9		秒	14～21
6	FIB 纤维蛋白原	2.51		g/mL	2～4
7	FDP 纤维蛋白（原）降解产物	1.33		ug/mL	0～5
8	D-D D-二聚体	5.82	↑	mg/L FEU	0～0.55

图 2-3-1　检测凝血功能化验单

一、凝血酶原时间（PT）

凝血酶原时间是检查外源性凝血因子的一种过筛试验，是监测口服抗凝剂用量的首选指标。临床上静脉血栓患者出院后常需要口服抗凝药物华法林维持治疗一段时间，这时就需要经常检测凝血酶原时间，以调整华法林的用量，做到既能起到抗凝作用又能防止出血。

目前，不同实验室的 PT 参考区间不尽相同，一般是 10～14 秒。凝血酶原比值（PTR）是被检血浆 / 正常血浆的比值，PTR 参考区间为 0.82～1.15，国际正常化比值（INR）参考区间为 0.8～1.5。

临床患者使用口服抗凝剂、肝素、纤维蛋白（原）降解产物（FDP）或香豆素等抗凝剂时，需要通过检测 PT 来调整用量。PT 检测还可作为肝脏合成蛋白质功能的检测指标；另外，急性弥散性血管内凝血（DIC）消耗性低凝期、原发性纤溶亢进时也需要检测凝血功能。

凝血酶原时间国际标准化比值（INR）：是根据 PT 测定数值按照一定公式计算出来的一个指标，是世界卫生组织（WHO）推荐的监测华法林等口服抗凝剂的首选指标。为什么有 PT 还要经过计算求出 INR 来呢？这是因为各个医院实验室使用的测定 PT 的试剂仪器不可能完全相同，所以要求各实验室使用标有国际敏感度指数（ISI）的凝血活酶试剂，然后根据 PT 的比值和 ISI 值计算出 INR，从而使不同实验室测定的 PT 具有可比性。

使用华法林后如何既能起到抗凝作用而又防止出血呢?

华法林的主要作用是抗凝,就是防止血栓形成,这类药物的主要副作用是出血,而有些出血可能是会致命或致残的。因此,患者服用华法林期间一定要经常检测凝血功能。医院一般是采集静脉血化验凝血酶原时间,患者在口服华法林后表现为 PT 的数值延长,具体延长多少与患者服用华法林的量有关,服用量越大,数值越高,甚至超出检测范围。医生可根据 PT 数值及时调整华法林的用量,原则上把凝血酶原时间国际标准化比值(INR)维持在 2~3 最佳,目标值是 2.5。

二、活化部分凝血活酶时间(APTT)

活化部分凝血活酶时间(APTT)是临床上最常用的检查内源性凝血因子的一种过筛试验,是对于内源性凝血因子缺陷及相关抑制物的检测。在肝素治疗的监测、弥散性血管内凝血(DIC)的早期诊断、术前检查等方面有着广泛的用途。APTT 参考区间为 20~40 秒,各个实验室也可略有不同。

此项检测门诊很少单独开,一般是为手术后患者监测肝素剂量而用。由于 APTT 和肝素的主要作用途径都是内源性凝血途径,所以 APTT 成为监测肝素剂量的首选指标。一般情况下,患者使用肝素后的

APTT 数值比参考区间高 1.5 ~ 2.5 倍时，是比较有效而且安全的。

APTT 延长多见于：①血友病甲（Ⅷ缺乏）、血友病乙（Ⅸ缺乏）或部分血管性假血友病患者；②需要肝素维持抗凝的透析或 ICU 病房锁骨下套管的患者；③血循环中有抗凝药物存在的患者，如有抗凝因子Ⅷ或因子Ⅸ抗体等。APTT 缩短可见于高凝状态、血栓栓塞性疾病等。

三、纤维蛋白原（FIB）

纤维蛋白原即凝血因子Ⅰ，是凝血过程中的主要蛋白质，参考区间为 2 ~ 4g/L。FIB 增高除了生理情况下的应激反应和妊娠晚期外，主要出现在急性状况，如烧伤、急性心肌梗死、外科大手术、恶性肿瘤等。FIB 减少至 1.0 以下是危急状态，必须补充 FIB；FIB 在 1 ~ 2g/L 需要观察。

治疗监控：蛇毒治疗（如抗栓酶、去纤酶）和溶栓治疗（UK、t-PA）时，FIB 的监控范围是在 1.2 ~ 1.5g/L，若 < 1.2g/L 时容易引起患者出血。

纤维蛋白降解产物（FDP）是指在纤溶亢进时产生的纤溶酶的作用下，纤维蛋白或者纤维蛋白原被分解后产生的降解产物的总称。测定时干扰多，参考区间为 0 ~ 5mg/L（0 ~ 5μg/ml）。纤维蛋白（原）降解产物是测定纤维蛋白溶解系统功能的一个试验。数值偏高往往见于原发性或继发性纤维蛋白溶解功能亢进的疾病，再就是血管栓塞性的疾病等。

四、D- 二聚体（D-D）

纤维蛋白（原）降解产物中有一种片段称为 D- 二聚体。它不是一个结构简单均一的物质，而是含有 D- 二聚体结构的大小不同片段的混合物（如 DD、DY、XD、XY、DXD、YXD、DXXD 等）。它是交联后纤维蛋白被纤溶酶降解的特异标志物之一，是确定体内有无血栓形成及继发性纤溶的指标。D- 二聚体的含量变化可作为体内高凝状态和纤溶亢进的标志。

D- 二聚体的参考区间随检测系统而不同。目前临床检验科有超过 30 种检测方法和 20 多种单抗来测定，目前尚无统一的国际标准，不同厂商的参考区间可能不同。再就是随着年龄增加，D- 二聚体有增高趋势，一般每增长 10 岁，D- 二聚体增加 0.1mg/L。

D- 二聚体报告方式有 FEU（纤维蛋白原当量）和 DDU（D-D）两种，FEU 是将 D- 二聚体的量用降解前纤维蛋白原分子的量来表达，其表达的 D- 二聚体的量相当于用 DDU 表达的 1.7 倍。

影响 D- 二聚体测定结果的因素很多：恶性肿瘤、心梗、手术后、急性炎症等也可以增高，有一些健康人群 D- 二聚体也会升高，如妊娠女性、65 岁以上的老年人。尤其是孕妇，怀孕期间凝血和纤溶系统的同步活化会出现血浆 D- 二聚体水平升高。用通常参考区间和临界值（cutoff）作为 D- 二聚体异常的参照指标，可能会误导临床的诊断与治疗。

D- 二聚体的检测主要应用如下：

（1）排除肺栓塞（PE）：诊断 PE 的金标准是肺血管造影，但其具有侵袭性。推荐使用血浆中 D- 二聚体检测作为 PE 诊断的筛选指标。当 D- 二聚体检测值 < 0.55mg/L 时，可排除 PE。

（2）诊断弥漫性血管内凝血（DIC）：被认为是目前诊断 DIC 最有价值的指标之一。D- 二聚体含量与患者机体的纤溶状况呈正相关，D- 二聚体含量随病程的进展而逐渐增高，经有效治疗后，D- 二聚体含量逐渐降低。若 D- 二聚体含量 > 0.5mg/L，对 DIC 高危患者有极高的预报价值。

（3）深静脉血栓（DVT）的筛查：DVT 确诊必须依赖静脉造影术，但静脉造影属有创伤性检查。D- 二聚体检测是 DVT 筛选的有效手段。静脉造影确诊为 DVT 的患者 D- 二聚体含量均升高，所以，对于临床上怀疑 DVT 的患者，如果 D- 二聚体含量正常，可完全排除 DVT 的诊断，从而避免静脉造影带来的痛苦和危害。

（4）脑梗死诊断及判断预后的价值：目前对脑梗死患者的诊断和疗效的观察，头颅 CT 是最重要的手段，但多数患者发病 24 小时内 CT 变化不显示密度变化。近年报道 D- 二聚体检测可填补这一缺憾，在脑梗死急性期，D- 二聚体水平显著升高，与正常对照组差异有统计学意义。

（5）**溶栓的监测及评估：**血栓发生后，及时给予溶栓治疗，可使血流复通，阻止病情恶化，及早解除患者痛苦。但溶栓是一种很危险很急切的治疗方法，因为溶栓药物的用法、用量是至关重要的，而给药的浓度又关系到治疗的效果及患者的安危。D- 二聚体作为血凝块被降解的特异性物质，它随着血栓被溶解，其血浆含量会不断增加。D- 二聚体的升高，可特异地提示体内有血栓形成或溶栓治疗有效。因此，在溶栓的过程中，D- 二聚体含量先升高，而后又降低，说明溶栓已达疗效；若升高后维持在一个高水平，则提示用药量不足。所以，D 二聚体的变化有助于溶栓疗效的观察、指导用药的浓度。

近年来，D- 二聚体的临床诊断价值已得到普遍认同。它以其高度的敏感性和阴性预测能力，在深静脉血栓（DVT）和肺栓塞（PE）的排除、弥散性血管内凝血（DIC）的诊断及溶栓治疗监测等方面具有良好的临床应用价值。

第四节

感染免疫不可缺

在医疗活动中，尤其是在手术前或者内镜检查前，为保证医患双方安全，最大限度地减少传染性疾病（如梅毒、艾滋病、乙型肝炎、丙型肝炎）的传播，感染免疫检查是常用的检验项目，就是对血清学中进行相应抗原或抗体检测。乙型肝炎常规检查（俗称乙肝两对半）是 5 项，加上梅毒特异性抗体、艾滋病（HIV）抗原抗体和丙型肝炎抗体检查，共有 8 项，就是我们常说的术前感染八项（图 2-4-1）。

序号	检验项目	结果	提示	单位	参考区间
1	*乙型肝炎表面抗原(发光法)	阴性0.04			0－0.05
2	*乙型肝炎表面抗体(发光法)	阴性5.00			0－10
3	乙型肝炎e抗原(发光法)	阴性0.90			阴性<1
4	乙型肝炎e抗体(发光法)	阴性1.20			阴性>1
5	乙型肝炎核心抗体(发光法)	阴性0.40			阴性<1
6	梅毒特异性抗体(发光法)	阴性0.20			0－1
7	HIV-P24抗原/抗体(发光法)	阴性0.05			0－1
8	*丙型肝炎抗体(发光法)	阳性3.90	+		0－1

图 2-4-1　常用的感染免疫项目

一、乙型肝炎五项（乙肝两对半）

（一）乙肝五项各项指标的意义

乙型肝炎五项又称为乙肝两对半，简称两对半，分别是指乙肝表面抗原（HBsAg）、乙肝表面抗体（抗-HBs，HBsAb）、乙肝 e 抗原（HBeAg）、乙肝 e 抗体（抗-HBe，HBeAb）、乙肝核心抗体（抗-HBc，HBcAb）。

1. 乙肝表面抗原（HBsAg）

俗称澳抗。它是感染乙肝病毒的标志，根据 HBsAg 能够判断体内是否存在乙肝病毒，但并不能反映病毒复制和传染性的强弱。

2. 乙肝表面抗体（抗-HBs，HBsAb）

一般简称表面抗体。当乙型肝炎病毒侵入人体后，刺激人的免疫系统产生免疫反应，人体免疫系统中的 B 淋巴细胞分泌出一种特异的免疫球蛋白。它可以和表面抗原特异地结合，在体内与人体的其他免疫功能共同作用下，可把病毒清除掉，保护人体不再受乙肝病毒感染，故称表面抗体为保护性抗体。它是我们是否康复或是否有抵抗力的主要标志。

3. 乙肝 e 抗原（HBeAg）

一般通称 e 抗原。它源于乙型肝炎病毒的核心，是核心抗原的亚成分，或是核心抗原裂解后的产物。当核心抗原裂解时，可溶性蛋白部分（即 e 抗原）就溶于血清中，存在于血液循环中，若取血化验就可查出来。它是病毒复制标志，持续阳性 3 个月以上则有慢性化倾向。通过 e 抗原指标，可以判断是否感染病毒及有传染性。

4. 乙肝 e 抗体（抗 –HBe，HBeAb）

判断病毒复制是否受到抑制，为病毒复制停止标志。病毒复制减少，传染性较弱，但抗 -HBe 和抗 -HBs 不同，e 抗体不是保护性抗体，出现 e 抗体不代表患者有了免疫力。

5. 乙肝核心抗体（抗 –HBc，HBcAb）

抗 -HBc 是一项病毒感染的标志。核心抗原在血中很快被裂解，所以在血清中很难检测到核心抗原的存在。但是它具有免疫原性，能刺激身体的免疫系统产生出特性抗体，即核心抗体，故检测抗 -HBc 可以了解人体是否有过核心抗原的刺激，也就是说是否有过乙肝病毒的感染。核心抗体 IgM 是新近感染或病毒复制标志，核心抗体 IgG 是感染后就会产生的，对于辅助两对半检查有一定意义。

（二）乙肝五项常见模式解释（图 2-4-2）

1	2	3	4	5	意义
HBsAg	HBsAb	HBeAg	HBeAb	HBcAb	
–	–	–	–	–	过去和现在均未感染 HBV
+	–	–	–	–	急性感染和慢性携带者 HBV，有传染性

1	2	3	4	5	意义
HBsAg	HBsAb	HBeAg	HBeAb	HBcAb	
+	−	+	−	+	大三阳,急、慢性乙肝,传染性很强
+	−	−	+	+	小三阳,急、慢性乙肝,传染性较强
−	+	−	−	−	注射疫苗或感染已恢复,有免疫力
−	−	−	+	+	过去和现在感染过HBV
−	−	−	−	+	曾感染过HBV或急性传染期
−	+	−	+	+	感染HBV康复期,有免疫力

图 2-4-2　乙肝五项常见模式解释

1. "1" 阳

指乙型肝炎表面抗原（HBsAg）阳性，为急性HBV 感染早期，乙肝病毒携带者（图 2-4-3）。

序号	检验项目	结果	提示	单位	参考区间
1	*乙型肝炎表面抗原(发光法)	阳性98.71	+		0-0.05
2	梅毒特异性抗体(发光法)	阴性0.04			0-1
3	HIV-P24抗原/抗体(发光法)	阴性0.07			0-1
4	*丙型肝炎抗体(发光法)	阴性0.05			0-1

检验评语:此结果仅供参考,建议检测乙肝DNA,建议检测乙肝两对半。

图 2-4-3　乙型肝炎表面抗原（HBsAg）阳性

2. "135"阳性

即乙肝表面抗原、e 抗原和核心抗体同时阳性，也是我们平时讲的"大三阳"（图 2-4-4）。

序号	检验项目	结果	提示	单位	参考区间
1	*乙型肝炎表面抗原(发光法)	阳性150.00	+		0－0.05
2	*乙型肝炎表面抗体(发光法)	阴性0.20			0－10
3	乙型肝炎e抗原(发光法)	阳性1.60	+		阴性<1
4	乙型肝炎e抗体(发光法)	阴性1.20			阴性>1
5	乙型肝炎核心抗体(发光法)	阳性1.60	+		阴性<1

图 2-4-4　乙肝表面抗原、e 抗原和核心抗体均阳性

此时乙肝患者病情处于活跃期，e 抗原阳性说明乙肝病毒复制活跃、传染性强，这是乙肝病毒完整存在的经典和规范模式。此时检查肝功能，如果转氨酶升高，或做肝穿刺检查证实炎症存在，表示肝炎呈发病状态，必须治疗，可以进行抗病毒和恢复肝功治疗。

3. "145"阳性

即乙肝表面抗原、e 抗体、核心抗体同时阳性，也就是我们平时讲的"小三阳"（图 2-4-5），这是乙肝病毒"大三阳"转变后的形式。

序号	检验项目	结果	提示	单位	参考区间
1	*乙型肝炎表面抗原(发光法)	阳性163.00	+		0－0.05
2	*乙型肝炎表面抗体(发光法)	阴性0.20			0－10
3	乙型肝炎e抗原(发光法)	阴性0.50			阴性<1
4	乙型肝炎e抗体(发光法)	阳性0.20	+		阴性>1
5	乙型肝炎核心抗体(发光法)	阳性1.60	+		阴性<1

图 2-4-5　乙肝表面抗原、e 抗体、核心抗体均阳性

此时乙肝患者病情相对"大三阳"来说较轻，但只是表示病毒复制慢、传染性弱，如不及时控制病情，肝脏继续受损将导致病情加重。过去一直认为乙肝小三阳预示患者的传染性已显著或相对降低、病毒复制程度已降低或明显缓解，但是近年发现不少乙肝小三阳患者，肝功一直异常，同时伴有乙肝病毒脱氧核糖核酸（HBV-DNA）阳性，病情迁延不愈，表明乙肝"小三阳"不一定表示预后变好，这是乙肝病毒变异所致。经临床统计，慢性乙肝、肝硬化、肝癌患者中乙肝小三阳检出率依次增高，因此对这种情况不可忽视、仍需进行治疗。识别乙肝小三阳好坏的标准是：如果肝功能始终正常，乙型肝炎病毒核酸为阴性，说明是好现象；如果乙型肝炎病毒核酸为阳性，肝功能异常，则为坏现象。

4. "2" 阳

即表面抗体（HBsAb）阳性（图 2-4-6）。

序号	检验项目	结果	提示	单位	参考区间
1	*乙型肝炎表面抗原(发光法)	阴性0.00			0－0.05
2	*乙型肝炎表面抗体(发光法)	阳性29.15	+		0－10
3	乙型肝炎e抗原(发光法)	阴性0.35			阴性<1
4	乙型肝炎e抗体(发光法)	阴性1.90			阴性>1
5	乙型肝炎核心抗体(发光法)	阴性0.09			阴性<1
6	梅毒特异性抗体(发光法)	阴性0.07			0－1
7	HIV-P24抗原/抗体(发光法)	阴性0.11			0－1
8	*丙型肝炎抗体(发光法)	阴性0.11			0－1

图 2-4-6　表面抗体 HBsAb 阳性

说明体内对乙肝病毒有免疫力。化验单往往除了阴阳，还有数值，< 10mIU/ml 时需及时注射乙肝疫苗。90% 以上接受乙肝疫苗注射者的乙型肝炎表面抗体可转阳。有些人即使没有打过乙肝疫苗，也会有此抗体，这说明曾感染过病毒，感染后主动产生表面抗体，已经有了保护力。血清中乙肝表面抗体数值水平越高，保护力越强，持续时间也越长（3～5 年以上）。

5. "245" 阳性或 "25" 阳性

即表面抗体和 e 抗体、核心抗体均阳性（图 2-4-7），或表面抗体和核心抗体同时阳性（图 2-4-8）。

序号	检验项目	结果	提示	单位	参考区间
1	*乙型肝炎表面抗原(发光法)	阴性0.00			0－0.05
2	*乙型肝炎表面抗体(发光法)	阳性>1000.00	+		0－10
3	乙型肝炎e抗原(发光法)	阴性0.33			阴性<1
4	乙型肝炎e抗体(发光法)	阳性0.02	+		阴性>1
5	乙型肝炎核心抗体(发光法)	阳性7.85	+		阴性<1
6	梅毒特异性抗体(发光法)	阴性0.05			0－1
7	HIV-P24抗原/抗体(发光法)	阴性0.09			0－1
8	*丙型肝炎抗体(发光法)	阴性0.06			0－1

图 2-4-7 表面抗体和 e 抗体、核心抗体均阳性

序号	检验项目	结果	提示	单位	参考区间
1	*乙型肝炎表面抗原(发光法)	阴性0.00			0－0.05
2	*乙型肝炎表面抗体(发光法)	阳性676.80	+		0－10
3	乙型肝炎e抗原(发光法)	阴性0.34			阴性<1
4	乙型肝炎e抗体(发光法)	阴性1.42			阴性>1
5	乙型肝炎核心抗体(发光法)	阳性4.57	+		阴性<1
6	梅毒特异性抗体(发光法)	阴性0.06			0－1
7	HIV-P24抗原/抗体(发光法)	阴性0.10			0－1
8	*丙型肝炎抗体(发光法)	阴性0.11			0－1

图 2-4-8 表面抗体和核心抗体同时阳性

表明患者曾经感染过乙肝病毒，此时处于恢复期，体内已经产生免疫力。但是个别的患者也会在这

种情况下出现肝功能异常，若 HBV-DNA 呈阳性，仍然要考虑是否有病毒变异存在。

6. "45"阳性

即 e 抗体和核心抗体同时阳性（图 2-4-9）。

序号	检验项目	结果	提示	单位	参考区间
1	*乙型肝炎表面抗原(发光法)	阴性0.00			0~0.05
2	*乙型肝炎表面抗体(发光法)	阴性1.91			0~10
3	乙型肝炎e抗原(发光法)	阴性0.35			阴性<1
4	乙型肝炎e抗体(发光法)	阴性0.20	+		阴性>1
5	乙型肝炎核心抗体(发光法)	阳性8.54	+		阴性<1
6	梅毒特异性抗体(发光法)	阴性0.02			0~1
7	HIV-P24抗原/抗体(发光法)	阴性0.10			0~1
8	*丙型肝炎抗体(发光法)	阴性0.05			0~1

图 2-4-9　e 抗体和核心抗体同时阳性

可考虑是既往感染过 HBV，或者是急性 HBV 感染的恢复期，体内的乙肝病毒已经被自身的免疫系统清除干净。

（三）乙肝检查五项（两对半）检测中常见的困惑

1. 乙肝两对半多长时间查一次，需要频繁查吗

对于乙肝病毒携带者（HBsAg 阳性）来说，最好每六个月查一次乙肝五项，同时检测肝功能和肝胆 B 超，其他乙肝患者应该在医生的指导下进行。健康人每年体检时检测一次即可。

2. 乙肝两对半化验单结果互认吗

这在现实中经常遇到，比如有患者在当地医院检测过两对半，来上级三甲医院做手术，原则上讲 3 个月之内应该是可以互认的，但是由于存在很多方法局

限性问题，建议在手术医院复测两对半。

3. 两对半结果怎么有时是数字、有时是阴阳符号呢

因为结果分为定性和定量两种，我们常见到的都是定性检查，即阴性或是阳性，这种检测成本低，在体检中心常用。两对半定量结果除提供阴、阳性之外，还给出各项指标的精确数值，对乙肝病情监测有着重要的意义。

4. 若 HBsAb 阳性，还需要打乙肝疫苗吗

HBsAb 定性检测呈阳性，同时 HBsAb 的含量在 10mIU/ml 以上，就不需要打疫苗。只定性检测不能判别是否需打疫苗，建议通过定量检测 HBsAb 来判断是否打疫苗，尤其是儿童，并且定量检测 HBsAb 能观察乙肝疫苗的免疫效果。

乙肝疫苗是一种预防乙型肝炎的疫苗。即从乙型肝炎病毒携带者血浆中分离乙肝表面抗原（HBsAg），经处理后而制成。乙肝疫苗接种后，可刺激免疫系统产生保护性抗体，这种抗体存在于人的体液之中。乙肝病毒一旦出现，抗体会立即作用，将其清除，阻止感染，并不会伤害肝脏，从而使人体具有了预防乙肝的免疫力。因此乙肝疫苗成为生活中不可缺少的一把保护伞，预防一般至少可持续 12 年，因此，一般人群不需要经常进行 HBsAb 监测或加强免疫。但高危人群要进行 HBsAb 监测，如 < 10mIU/ml，需给予加

强免疫。

5. 乙肝表面抗原、抗体能同时阳性吗

一般不会，极少数情况下表面抗原和抗体可以均为阳性，常见于不同亚型的乙肝病毒感染；免疫功能低下的患者，血液中的乙肝表面抗体常不能处理表面抗原，也有可能同时阳性，这时候一定请医生解读，或者一个月后再测。

6. 检测乙肝五项需要空腹采血吗

乙肝五项主要是检测体内的乙肝病毒抗原及相应抗体情况，医生可用它来判断人体是否感染了乙肝病毒，并能粗略评估体内乙肝病毒的水平，所以乙肝五项检查与代谢没有直接关系，进食不影响那些 HBV抗原、抗体的指标，即不影响检查结果的准确性，所以不需要空腹。当然您有家族性高脂血症，为避免血脂对检测试剂的影响，还是要空腹较好。

小贴士

单独 HBsAg 阳性，没有转氨酶变化、也没有症状的人称为乙肝携带者，约占我国总人口的 8% ~ 10%。无症状 HBsAg 携带者体内有乙肝病毒存在，因此有传染他人的可能性。乙肝的传染主要通过血液，偶尔通过唾液、精液传染，日常生活中一般接触是不太可能被传染的。注意 HBsAg 携带者不要与他人混用洗漱用品，再就是与 HBsAg 携带者密切接触的人群要及时注射乙肝疫苗，防患于未然。

人们一般从出生就接种乙肝疫苗，建议 6 岁以后检测两对半，看看疫苗是否接种有效。这时推荐定量测定 HBsAb，了解其数值，如果抗体数值大于 10mIU/ml，一般不需要再注射乙肝疫苗。

二、丙型肝炎抗体的检测

（一）丙型肝炎抗体的检测与意义

丙型肝炎病毒抗体简称丙肝抗体（Anti-HCV/HCV Ab），是在丙型肝炎病毒进入人体后，刺激人体免疫系统后产生的。它具有标记性、终身性特点。丙肝患者即使治愈，其丙肝抗体仍可能为阳性！

丙肝是一种比较严重的病毒性肝炎，丙肝肝炎患者转成慢性后有可能发展为肝硬化甚至是肝癌，所以我们不能忽视丙肝抗体的检查，有人问能查丙肝抗原吗，我告诉您不能。关于丙肝抗体我们必须牢记的是：丙肝抗体阳性≠丙肝患者！！

丙肝抗体（HCV Ab）的存在只能说明感染过丙型肝炎病毒，但是其无法鉴别是既往感染还是现症感染，也与传染性的大小没太大关系。判断是否为一个现症丙肝患者，需看其体内有没有丙肝病毒。也就是丙肝抗体阳性时，需要继续检测丙型肝炎病毒核酸（HCV-RNA），若也呈阳性，才是一个现症丙肝患者（图 2-4-10）。

序号	检验项目	结果	提示	单位	参考区间
1	*乙型肝炎表面抗原(发光法)	阴性0.00			0-0.05
2	*乙型肝炎表面抗体(发光法)	阴性7.19			0-10
3	乙型肝炎e抗原(发光法)	阴性0.38			阴性<1
4	乙型肝炎e抗体(发光法)	阴性1.81			阴性>1
5	乙型肝炎核心抗体(发光法)	阴性0.44			阴性<1
6	梅毒特异性抗体(发光法)	阴性0.05			0-1
7	HIV-P24抗原/抗体(发光法)	阴性0.11			0-1
8	*丙型肝炎抗体(发光法)	阳性5.72	+		0-1

检验评语：此结果仅供参考，建议检测HCV-RNA，并结合临床表现综合判断。

图 2-4-10 丙型肝炎抗体阳性化验单

另外特别提醒大家的是，丙肝抗体（HCV Ab）和乙型肝炎表面抗体（HBsAb）不同，因为丙肝病毒的变异性特别强，因此丙肝抗体不是保护性抗体。

需要注意的是，从丙肝病毒的入侵到人体内产生丙肝抗体大约需要三个月，所以在感染丙肝的最初 7 周，检测结果可能出现假阴性，也就是我们通常说的窗口期；且自身免疫病或免疫功能缺陷的患者，丙肝抗体的检测时间可长达 2 年，故丙肝抗体不能作为早期诊断丙型肝炎的方法。因此，临床上即便检测抗体结果阴性，也不能直接否定诊断，需要考虑窗口期的可能。

（二）怎样对丙肝进行及时有效的诊断

单一丙肝抗体检测对 HCV 诊断模式存在不足。无法确认"现症感染"，无法检测"窗口期感染"，无法用于"治疗监测"。免疫抑制患者存在检测结果假阴性等，相比之下，HCV-RNA检测更能反映临床实际情况，RNA转阴可作为HCV治疗的终点。但是，RNA检测的价格昂贵，操作烦琐，检测时间长，对实验室硬件和实验室操作者都有较高要求。

丙型肝炎确诊的实验室检查包括三个方面：①肝功能，特别是胆红素及转氨酶的异常；②丙肝抗体阳性；③丙肝病毒核酸（HCV-RNA）阳性。HCV-RNA具有特异性强、灵敏度高的特点，HCV-RNA阳性是HCV感染的直接证据，是丙肝病毒复制指标，具有传染性。

此外，不同情况的患者，丙肝检查方法也是不同的。如对于慢性肝病或转氨酶异常患者，若丙肝抗体阳性则丙肝的诊断基本成立。如果一个健康人，既无输血史，又无临床症状及体征，转氨酶正常，只有丙肝病毒抗体呈阳性，这时丙肝的诊断就需慎重，需要进一步检查。

另外，丙肝抗体有一定假阳性率，就是无急慢性丙型肝炎的人，但其丙肝抗体却是阳性，多见于一些自身免疫性疾病患者。如果丙肝抗体阳性同时丙肝病毒HCV-RNA阳性则意味着肯定是丙肝患者，但丙肝抗体阳性、丙肝病毒HCV-RNA阴性时不能完全排除丙型肝炎，需要根据临床状况来排除其他可能的病因。再就是有些新生儿通过乳汁会感染丙肝，目前尚无丙肝疫苗，所以丙肝只能通过其他途径预防。

三、梅毒螺旋体抗体的检测

梅毒（TP）是由梅毒螺旋体感染引起的一种性传播疾病，实验室血清学检测是诊断梅毒的重要手段，但梅毒的诊断必须依靠病史、症状和实验室检查结果来综合分析，不能凭化验单草率下结论。梅毒的血清学检测是二级以上医院检验科常规开展的项目，主要是关于梅毒螺旋体抗体的检测。

（一）特异性与非特异性抗体

1. 梅毒螺旋体特异性抗体的检测

这种抗体一旦产生，终生检测是阳性的。实验室常用酶联免疫吸附试验（ELISA）和化学发光法（CLIA）进行检测，敏感性和特异性都不错。

2. 梅毒螺旋体非特异性抗体（抗类脂抗体）的检测（RPR\TRUST）

这种抗体的敏感性非常高，梅毒螺旋体感染四周以上就能检查出来，但是特异性较低。有很多其他疾病也会出现 RPR 阳性。**切记，梅毒血清学试验阳性仅提示所测标本中有抗类脂抗体或抗梅毒特异性抗体存在，不能作为患者感染梅毒的标准。**

（二）梅毒化验单上常见几种结果的解释

1. 特异性抗体阳性而非特异性抗体阴性

梅毒螺旋体明胶凝集试验阳性，提示特异性抗体阳性非特异性抗体（RPR\TRUST）阴性，即梅毒过筛实验阴性（图 2-4-11）。

序号	检验项目	结果	提示	单位	参考区间
1	梅毒螺旋体明胶凝集试验	阳性	+		阴性
2	梅毒过筛实验(TRUST)	阴性			阴性

图 2-4-11　梅毒抗体检测报告单

这种结果可能是以下情况：

（1）以前感染过梅毒但是没有治疗过，此时可能已转为潜伏梅毒，建议要进行正规的驱梅治疗，并且随访 3 年。

（2）以前感染过梅毒并且正规治疗过，建议复查随访一段时间。

2. 特异性抗体和非特异性抗体同时阳性（图2-4-12）

序号	检验项目	结果	提示	单位	参考区间
1	梅毒螺旋体明胶凝集试验	阳性	+		阴性
2	梅毒过筛实验(TRUST)	1:64阳性	+		阴性

图 2-4-12　梅毒抗体检测报告单

如果是 RPR 或 TRUST 滴度很高，甚至动态监测还有上升的趋势，特异性抗体也阳性，这种情况即可确认被测者患有梅毒，而且是刚感染梅毒时间不长。如果是 RPR 滴度不高，特异性抗体阳性，此时不能确定被测者正在患梅毒，建议随访。

3. 非特异性抗体阳性，特异性抗体阴性（图2-4-13）

序号	检验项目	结果	提示	单位	参考区间
1	梅毒螺旋体明胶凝集试验	阴性			阴性
2	梅毒过筛实验（TRUST）	1:64阳性	+		阴性

图 2-4-13　梅毒抗体检测报告单

这种结果可能是以下情况：

（1）RPR滴度比较高，如果RPR滴度达到1：32以上，很可能是梅毒，特异性抗体还没产生，建议要进行正规的驱梅治疗，并且随访3年。

（2）RPR滴度比较低，可能近期有过高危性行为，或近期有过其他感染史，或者有怀孕、患系统性红斑狼疮（SLE）等，建议随访。

4. 特异性抗体出现"假阳性"

梅毒检查的准确性受到诸多因素干扰，在检验科遇到类似的假阳性很常见。某些免疫性疾病、肿瘤或者是老年患者，可以导致特异性抗体（ELISA\CLIA）假阳性情况发生；还有孕妇检测也可以出现梅毒抗体的假阳性，一般CLIA测定值很低，RPR\TRUST的滴度不高或阴性。

（三）如何判断孕妇是否真的得了梅毒

这需要动态的观察。怀孕期间出现了抗体假阳性，过一段时间自然会消失。孕期梅毒指标的监测应该是一个月做一次，如果前两个月都是阳性，两个月之后变成可疑阳性的，之后再一查变成阴性了，就说明是假阳性。如果是孕妇单纯的梅毒特异性抗体持续阳性，但是 RPR 的指标是持续阴性的，这种表示以前得过梅毒，现在治愈了。

（四）关于先天性梅毒

患梅毒的孕妇生下来的孩子，新生儿抗体如果是母亲给他的，而不是真的感染的话，即便是 RPR 阳性也不能表示孩子得了梅毒。如果新生儿 RPR 的指标比母亲的还高，甚至高过 4 倍，这时可以确定新生儿得了先天梅毒，需要治疗。

总之，梅毒的检查结果，医生一定要结合患者的临床资料来综合分析，不能仅凭化验单就草率下结论，患者也不要盲目恐慌和乱投医。

四、人类免疫缺陷病毒（HIV）检测

获得性免疫缺陷综合征（AIDS，音译为艾滋病），是一种由人类免疫缺陷病毒（HIV）感染后造成免疫系统受到破坏、继发多种临床症状的疾病，统称为获得性免疫缺陷综合征。

1. 艾滋病的初筛和确认实验

实验室检测 HIV 的方法有 HIV 抗体检测、抗原检测、核酸检测、CD4$^+$T 淋巴细胞计数等。如果感染了 HIV 病毒，则 HIV 抗体结果为阳性。HIV 抗体检

测又分为初筛和确证试验。HIV 抗体是人体感染 HIV 后持续时间最长的标志，常用检测标本是血液。如果初筛试验呈阴性，受检者可以得到 HIV 阴性报告（图 2-4-14）。

序号	检验项目	结果	提示	单位	参考区间
1	*乙型肝炎表面抗原(发光法)	阴性0.00			0-0.05
2	梅毒特异性抗体(发光法)	阴性0.05			0-1
3	HIV-P24抗原/抗体(发光法)	阴性0.08			0-1
4	*丙型肝炎抗体(发光法)	阴性0.06			0-1

图 2-4-14　感染免疫报告单

如果初筛试验呈阳性，初筛实验室将采用不同试剂进行复核，最后给受检者"HIV 抗体待确定"的报告（图 2-4-15）。并通知受检者来实验室确认身份信息及重新采样，然后送样至国家或地方疾控中心艾滋病确证实验室进行确证，由确证实验室向受检者发出最终报告："阳性""阴性"或者"不确定"。

序号	检验项目	结果	提示	单位	参考区间
1	*乙型肝炎表面抗原(发光法)	阴性0.00			0-0.05
2	梅毒特异性抗体(发光法)	阴性0.10			0-1
3	HIV-P24抗原/抗体（初筛检测）	HIV抗体待确定			
4	*丙型肝炎抗体(发光法)	阴性0.07			0-1

图 2-4-15　感染免疫报告单

国内常用的 HIV 确证实验方法是免疫印迹实验（WB），它是广泛用于许多传染病诊断的实验方法，是艾滋病确证实验室采用的实验方法，也是首选的用以确证 HIV 抗体的确证实验方法，WB 的检测结果常常被作为鉴别其他检验方法优劣的"金标准"。

有过可疑感染事件的受检者其一次结果为阴性，并不能彻底排除感染，建议后期继续复查。因为从 HIV 进入体内到产生足够量的可以检测出 HIV 抗体之间的时期是窗口期，随着检测能力的提高，新生代试剂的抗体检测能力可以把窗口期缩短至 14 ～ 21 天。

2. 关于 HIV 的其他检测

流式细胞学检测机体免疫状态 CD4/CD8 比值（图 2-4-16）。

序号	检验项目	结果	提示	单位	参考区间
1	总T淋巴细胞(CD3+)	73.30		%	60.5～75.4
2	T辅助细胞Th(CD3+CD4+)	23.80	↓	%	32.8～52.8
3	T抑制细胞Ts(CD3+CD8+)	49.00	↑	%	19.7～38.9
4	Th/Ts	0.49	↓		1.0～2.16
5	HLA-B27	阴性			阴性

图 2-4-16　CD4/CD8 比值

无症状 HIV 感染者：无任何临床表现，HIV 抗体阳性，CD4 淋巴细胞总数正常，CD4/CD8 比值 > 1，血清 HIV 抗原阴性，此时应诊断为无症状 HIV 感染。

HIV 感染者的实验室检查结果：抗 HIV 抗体阳性，CD4 淋巴细胞总数 < 200/mm³；CD4/CD8 比值 < 1；血清 HIV 抗原阳性；外周血白细胞计数及血红蛋白含量下降。

预防 HIV 感染

切记其传播途径以性接触为主。HIV 的高危人群有：男同性恋者、静脉注射毒品依赖者、与 HIV 患者经常有性接触者。HIV 是脆弱的病毒，56℃30 分钟即可灭活，75% 酒精、0.1% 漂白粉、0.3%H_2O_2 对 HIV 都有灭活作用。

第五节

肿瘤标志物供参考

在生活中，大家一听到肿瘤君的名字就害怕。因此对肿瘤的早期检测和诊断就更成为大家关注的焦点。临床上针对肿瘤有一级预防和二级预防。一级预防：是针对病因进行预防，例如吸烟、不健康饮食、缺少体力活动、肥胖等，这些都是已知且非常明确的导致肿瘤的危险因素。二级预防：是对肿瘤高危人群进行预防，做到早发现、早诊断、早治疗，有 30% 的癌症只要早期发现就有治愈的可能。因此，肿瘤标志物在高危人群监测有很大意义。

一、什么是肿瘤标志物

肿瘤标志物是在肿瘤发生和增殖的过程中，由肿瘤细胞合成释放，或者是机体对于肿瘤细胞反应而产生的一类物质。肿瘤标志物在体液中的浓度异常升高往往能提示这些肿瘤的存在。

但是这些肿瘤标志物并非只有肿瘤患者才产生。正常的机体和某些正常的细胞，或者机体处于某些病理状态时的正常细胞也可以产生，所以绝大多数肿瘤标志物既存在于肿瘤患者中，也存在于非肿瘤患者和正常人中。

二、非肿瘤患者肿瘤标志物升高的原因

正常被检者的个体差异、某些良性疾病、服用某些药物甚至交叉免疫反应等均会造成肿瘤标志物的升高。再就是，不同肿瘤患者体内的特定肿瘤标志物的水平也会有很大的差别，并不是所有的肿瘤患者都会升高。

三、常见的肿瘤标志物（图 2-5-1）

序号	检验项目	结果	提示	单位	参考区间
1	*AFP 甲胎蛋白	17.00		ng/ml	0~20
2	*CEA 癌胚抗原	4.00		ng/ml	0~5
3	CA199 CA-199	32.00		U/mL	0~37
4	CA125 CA-125	27.00		U/mL	0~35
5	*PSA 前列腺特异抗原	2.00		ng/ml	0~4
6	FPSA 游离PSA	1.00		ng/ml	0~1
7	FPSA/PSA 游离PSA/PSA	0.50			

图 2-5-1　常见的肿瘤标志物

1. 甲胎蛋白（AFP）

临床上甲胎蛋白和原发性肝癌有一定的相关性。

肝细胞癌患者的 AFP 升高，AFP > 500ug/L，并持续不断升高，常作为诊断肝细胞癌的条件之一，也有 40% 左右的肝癌患者其 AFP 一直不高。

但是 AFP 的升高并不都预示着一定有肝细胞癌。

AFP 在胎儿的血液中也有较高的浓度。孕妇怀孕 3～4 个月 AFP 开始升高，7～8 个月达到高峰，以后逐渐下降，最高值不超过 300ug/L。

病毒性肝炎、肝硬化患者也可有 AFP 的升高，一般在 20～200ug/L，经过相应治疗后该指标往往会下降。

睾丸或卵巢生殖腺胚胎瘤也会有 AFP 的升高。

2. 前列腺特异性抗原（PSA）

临床上 PSA 和前列腺癌有一定的相关性。

前列腺特异性抗原（PSA）具有器官特异性，但是不具有前列腺癌特异性。因为在临床上一些良性的疾病也会使 PSA 增高，但是良性疾病导致的 PSA 升高的程度一般比前列腺癌低。前列腺抗原包括总前列腺抗原（t-PSA）和游离前列腺抗原（f-PSA）。t-PSA 参考区间为 < 4.0ng/ml，若 t-PSA > 10ng/ml，临床上会怀疑有前列腺癌发生。为了提高诊断的特异性，临床上也会测 f-PSA 与 t-PSA 的比值，比值越小患前列腺癌的风险越高。

核心提示：对于 PSA 结果处于 4 到 10ng/ml 的患者，进行活检之前需再一次检测 PSA，因为有大约 25% 的患者其 PSA 值会降落到 4ng/ml 以下。经过 PSA 的二次检测，排除了一部分实际上可以不进行前列腺穿刺活检的患者。

3. 癌胚抗原（CEA）

CEA 是一种广谱的肿瘤标志物，在许多的肿瘤中都有升高，CEA 缺乏特异性。

CEA 是一种具有人类胚胎抗原特性的酸性糖蛋白，广泛存在于人体的各种体液和排泄物中。CEA 是广谱的肿瘤标志物，在许多的肿瘤中都有升高，例如肺癌、大肠癌、胰腺癌、胃癌、乳腺癌、肝癌、卵巢癌等。CEA 没有早期诊断价值，但是它在恶性肿瘤的鉴别诊断、病情监测、疗效评价等方面仍有重要的临床价值。

一些良性疾病也会造成 CEA 的升高，长期吸烟患者也有轻度升高。一般来说，CEA 参考区间为 ≤5ng/ml，该项指标超过高值一倍需要做全身详细检查来筛查肿瘤。

4. CA125

CA125 是一种糖蛋白抗原，多见于上皮性卵巢肿瘤患者的血清中。但是由于其特异性不高，也可以出现在乳腺癌、胰腺癌等恶性肿瘤以及非恶性肿瘤如子宫内膜异位症、盆腔炎等疾病中，因此 CA125 不单独作为卵巢相关肿瘤的早期诊断标志物。需要注意的是，CA125 也可见于结核性腹膜炎患者的血清中，且 CA125 水平呈数十倍升高，在卵巢癌术前应明确排除结核性腹膜炎、盆腔炎的可能。CA125 参考区间为 < 35U/ml。

5. CA15-3

CA15-3 是乳腺癌的重要特异性标志物。

多数的乳腺癌患者的 CA15-3 明显升高，但是早期升高不明显。此外，其含量的变化与治疗效果密切相关，是乳腺癌患者诊断和监测术后复发、观察疗效的最佳指标。CA15-3 在肺癌、结肠癌、胰腺癌等恶性肿瘤中也有一定的阳性率。

临床上，若有 CA15-3 增高，需要注意进一步行其他检查以排除是否有肿瘤的可能性，即 CA15-3 主要用于肿瘤的初步筛查，不能用于肿瘤的确诊。CA15-3 参考区间为 < 35U/ml（化学发光法）。

6. CA199

CA199 在胰腺癌、肝胆系癌、胃癌、结直肠癌等消化道恶性肿瘤中都有明显升高，尤其它在胰腺癌的阳性率最高，是迄今发现的对胰腺癌敏感性最高的肿瘤标志物。CA199 参考区间为 < 37U/ml。CA199 在临床中也可用于肿瘤的动态监测和预后判断。

7. 常见肿瘤类型及其标志物选择（表 2-5-1）

表 2-5-1 常见肿瘤类型及其标志物选择

	首选标志物	补充标志物
肺癌	癌胚抗原（CEA）神经元特异性烯纯化酶（NSE）细胞角蛋白 19 的可溶性片段（CFRA21-1）	鳞状上皮细胞癌抗原（SCC）胃泌素释放前体（PROGRP）
肝癌	甲胎蛋白（AFP）	癌胚抗原（CEA）
乳腺癌	CA15-3	癌胚抗原（CEA）CA125
胃癌	CA724	癌胚抗原（CEA）、CA199、CA242
前列腺癌	PSA（前列腺特异性抗原）fPSA（游离前列腺抗原）	前列腺酸性磷酸酶（PAP）
结直肠癌	癌胚抗原（CEA）	CA199、CA242、CA125
胰腺癌	CA199	CA242、CEA、CA125
卵巢癌	CA125	CEA、AFP、HE4（附睾蛋白 4）、CA724

四、肿瘤标志物高不一定是癌症

通常来说，肿瘤标志物升高两倍以上或者持续不断升高更有临床意义。如吸烟可能引起 CEA 轻度升高，再如，女性怀孕可以引起 AFP 升高、但不会超 200。医生会根据不同的肿瘤检查不同的标志物，但是，现今所知的肿瘤标志物绝大多数不仅存在于恶性肿瘤中，也存在于良性肿瘤、胚胎组织甚至正常组织中，因此，某些肿瘤标志物的特异性比较差，也就是假阳性和假阴性率比较高。

对于肿瘤标志物初次检测结果升高而未见任何异常的人群，建议复检一次。若还不放心，隔一个月再复查一次。若复检结果呈阴性，自然排除肿瘤的可能（可能是良性疾病的一过性升高）。若连续三次呈持续增高，应引起高度重视，大夫会详细询问病史和进行体格、影像学检查。持续阳性而一时查不出阳性体征者，应继续跟踪作定期复检。

五、肿瘤标志物不高不一定没有癌症

如 AFP 对原发性肝癌的敏感性只有 60% 左右，AFP 阴性不能排除原发性肝癌，且 AFP 对转移性肝癌的诊断作用更差。目前用于筛查的肿瘤标志物真正意义上只有两个：前列腺特异抗原（PSA）和甲胎蛋白（AFP）。切记：筛查不具有诊断意义，升高者需 1~3 个月内复检进一步确诊。

六、影响因素

1. 血液采集、保存时间

若从采血到血清分离的间隔时间过长，神经元特异性烯纯化酶（NSE）浓度会从血小板中释放而增高；溶血也可引起红细胞释放 NSE，而使其浓度升高。临床发现与神经内分泌组织起源有关的肿瘤或小细胞肺癌患者中 NSE 有过量的表达，对这类可疑患者检测 NSE 时，应注意标本保存时间，以避免血小板或红细胞中释放出 NSE 的影响。

2. 外界污染

鳞状细胞癌抗原（SCC），是一种糖蛋白，常出现在肺癌患者中。采集时若皮肤接触血样本或样本被唾液污染，可使 SCC 浓度升高，癌胚抗原（CEA）也会轻度升高。

3. 标本不合格

黄疸血样本会引起 PSA 的检测值升高。

4. 药物的影响

一些药物，如高浓度维生素 C、顺铂（抗肿瘤药）、丝裂霉素（抗肿瘤抗生素）、雌二醇、表柔比星（抗生素类药），可引起 PSA 水平的假性升高。

5. HAMA

人抗鼠免疫球蛋白抗体（HAMA）对使用单克隆鼠抗体的检测系统可能产生假阳性结果。从而使肿瘤标志物的水平假性升高。

6. 年龄的影响

一项研究报道，通过检测 66 ~ 99 岁健康个体的 CA199、CEA、CA72-4、CA15-3、AFP 和 PSA 等肿瘤标志物浓度，发现至少 40% 的个体有一种肿瘤标志物浓度出现升高。

7. 生理期

妊娠时的 AFP、CA125、hCG（人绒毛膜促性腺激素）和月经期的 CA125 会升高。

8. 治疗的影响

肿瘤的化疗、放疗和手术治疗对肿瘤标志物也有影响，这是由于肿瘤组织受到破坏或肿瘤坏死时某种肿瘤标志物产生增加，从而影响肿瘤标志物的测定，造成假阳性。

9. 引起假阴性的因素

产生肿瘤标志物的肿瘤细胞数目少；细胞或细胞表面被封闭；机体体液中一些抗体与肿瘤标志物（肿瘤抗原）形成免疫复合物；肿瘤组织本身血循环差，其所产生肿瘤标志物不能分泌到外周血。

第六节

内分泌检验可诊断

内分泌检验，简单一句话，就是查机体的激素水平，但是这一句话里包含的学问可大着呢！其检测项目繁多，化验单解读起来也绝对需要水平。在此我们谈谈与大家关系最密切的性激素和甲状腺激素，他们在体内通过下丘脑 - 垂体 - 腺体轴（卵巢轴或甲状腺轴）进行高效和负反馈调节，简单又复杂。

一、内分泌激素检测的几个特点

1. 检测方法没有标准化，不同检测方法参考区间不一致，不同医院的检测结果不通用。因此需要连续观察激素变化时，建议固定在同一家医院检测。

2. 激素分泌呈时相反应，一天 24 小时分泌有波峰波谷，针对不同时相有相应参考区间，所以化验单应标注采集标本时间，建议常规检测都在清晨空腹进行。

3. 内分泌疾病的诊断依赖于相应的内分泌激素测定，可以说这是检验被临床强烈依赖的地方。

二、性激素六项报告单

1. 性激素六项的内容

E2（雌二醇）、FSH（促卵泡激素）、LH（促黄体生成素）、PROG（孕酮）、PRL（泌乳素）、T（睾酮）（图 2-6-1）。

序号	检验项目	结果	提示	单位	参考区间
1	E2 雌二醇	21		pg/ml	卵泡期27-122 排卵期95-433 黄体期49-291 绝经期20-40
2	FSH 促卵泡激素	3.57		mIU/mL	卵泡期3.85-8.78 排卵期4.54-22.51 黄体期1.79-5.12 绝经期16.74-113.59
3	LH 促黄体生成素	0.17		mIU/mL	卵泡期2.12-10.89 排卵期19.18-103.03 黄体期1.20-12.86 绝经期10.87-58.64
4	PRL 泌乳素	4.69		ng/ml	绝经前3.34-26.72 绝经后2.74-19.64
5	PROG 孕酮	0.24		ng/ml	卵泡期0.31-1.52 黄体期5.16-18.56 绝经期0.08-0.78 孕初三个月4.73-50.74 孕中三个月19.41-45.30
6	T 睾酮	0.81		ng/ml	0.10-0.95

图 2-6-1　性激素六项报告单

2. 性激素项目的临床应用

（1）E2（雌二醇）：通常我们口中说的雌激素主要指 E2，是卵巢产生的主要激素之一，对维持女性生殖系统功能及第二性征有重要作用。雌激素含量下降导致乳房萎缩、子宫缩小、卵巢功能下降。女性更年期会有雌激素下降。

激素时相：在月经周期中 E2 随卵巢内分泌的周期性变化而波动。卵泡期 E2 水平最低，随后上升至排卵期达高峰，此时为第一个高峰，随后又下降至排卵结束，之后小幅度上升，排卵后的第 7、8 日出现第二个高峰，但低于第一峰，以后迅速下降至最低水平。

（2）FSH（促卵泡激素）、LH（促黄体生成素）：LH 和 FSH 的周期性变化与 E2 相差不大，也是在排卵期的时候达到峰值。两种激素由垂体前叶分泌，作用在卵巢并且促进卵泡发育。LH 正常的生理功能主要是促进女性排卵和黄体生成，以促进黄体分泌孕激素和雌激素；FSH 的生理功能则是促进卵泡成熟及分泌雌激素。如果两者特别高，可能是卵巢功能不好（早衰发生于 40 岁以前或者卵巢对激素不敏感），或者闭经导致激素无效。如果两者特别低，可能是垂体功能不好，想分泌也分泌不出来。

LH、FSH 测定的临床应用：①协助判断闭经原因：LH、FSH 低于正常值，说明闭经可能是由垂体或下丘脑引起；若 LH、FSH 高于正常，可能是卵巢有病变。②区分真性和假性性早熟：真性性早熟的 LH、FSH 仍呈周期性变化，而假性性早熟的 LH、FSH 则较低，且无周期性变化。③ LH 峰值测定可以估计排卵情况，有助于不孕症的治疗。

（3）**PROG**（孕酮）：人体重要的天然孕激素。生理功能强大，受孕和胎儿发育不可或缺！促进子宫内膜增厚，腺体增生，为受精卵植入做准备。

孕酮测定的临床应用：①对于怀孕妇女，监测孕酮含量可以观察孕妇体内胎儿的发育情况，如果在特定时间段内，PROG 没有达到参考值，说明胎儿发育不好，这就要求医生用药物去增加 PROG 的含量，俗称保胎。②对于未怀孕的女性而言，孕酮也可以起到判断黄体功能的作用，对月经失调或者不孕的患者有一定的帮助。

（4）**PRL（泌乳素）**：垂体脉冲式分泌的一种激素，能促进乳汁分泌，不受卵巢周期性影响，因此任何导致垂体功能状态改变的疾病都会导致催乳素的升高。女性闭经、不孕及月经失调者无论有无泌乳均应检测 PRL，排除高泌乳素血症。男性 PRL 升高会导致性功能减退、不育等临床症状。

（5）**T（睾酮）**：雄激素，维持男性第二性征，女性如果分泌过多就会男性化。由于高泌乳素血症常伴有雄激素过多症状和体征，如果女性有这些特征但睾酮正常可以检测泌乳素。

3. 检查性激素六项的合适时间

通常医生会建议在月经来潮的第 2～3 天空腹抽血进行性激素检查！特别需要注意的是：

（1）对于月经长期不来潮者随时可以检查。

（2）检查基础性激素前至少一个月不能用性激素类药物，包括黄体酮、雌激素类及避孕药类，否则结果不靠谱，当然治疗后需要复查性激素者除外。

（3）对于女性不孕者或者月经不调者，做性激素检查可以了解自己基础内分泌水平，了解女性的卵巢基础功能，并对生殖内分泌疾病进行诊断和鉴别诊断。

4. 激素整体检查意义

（1）**基础内分泌**：雌二醇正常小于 50pg/ml，若高于此值提示卵巢储备不良，往往会有月经提前，

21～25 天来一次。FSH 高于 10 以上同样提示卵巢储备不良，此时孕酮肯定是低的。

（2）**排卵期检查：** E2、LH、P。主要目的是看有无排卵前 LH 峰值及判断是否接近或已排卵，与 B 超卵泡监测协同运用诊断病情，有助于判断是否需注射 HCG 来促进排卵并选择最佳注射时间。应用药物排卵时测定 E2 可以检测卵泡发育、成熟及排卵情况。

（3）**黄体期检查：** 最佳时间是经前一周。量基础体温的话一般在基础体温上升 6～7 天时检查。此时理论上孕酮处于黄体期最高水平，最高可达 40nmol/L 以上。如果时间计算准确（抽血后 7 天左右月经来潮）而此时孕酮水平在 15nmol/L 以下的话可考虑诊断黄体功能不足，个人认为反复流产者此时查较有意义（孕期往往因孕酮水平低下而流产）。此时孕酮水平 < 3nmol/L 的话可确定无排卵。

（4）**性早熟：** E2 > 275pmol/L 常作为诊断性早熟的激素指标之一。真性性早熟的 LH、FSH 仍呈周期性变化，而假性性早熟的 LH、FSH 则较低，且无周期性变化。

5. 其他重要性激素

（1）**hCG（人绒毛膜促性腺激素）：** 由胎盘滋养层细胞分泌。因此，不是正常发育的胎盘（如宫外孕、异位妊娠），其滋养层细胞功能必定发育不好或者数量很少，hCG 分泌量就比正常的少，而且会随着发育时长与正常 hCG 的差距越来越大。反之，如果滋养层细胞异常增长（比如葡萄胎、滋养细胞肿瘤），其滋养层细胞比正常怀孕的多，血 hCG 的含量会出现异常高值。

（2）抗缪勒管激素 AMH——新指标： AMH 抗缪勒管激素可较 FSH、E2、LH 等更早地反映原始卵泡池中的卵泡数量，更早期、准确地反映卵巢功能状态。

对于妇科和生殖专科医生来说，掌握性激素在正常月经周期的分泌规律、时间节律特征，才能更好地解读性激素检查报告。患者就诊时要带齐所有化验单及病历资料，生殖中心的医生会结合病史进行综合分析。

三、甲状腺激素

1. 甲状腺激素都有哪些（图 2-6-2）

（1）促甲状腺激素（TSH）

（2）总甲状腺素（TT4）

（3）游离甲状腺素（FT4）：起主要生理作用的是游离型激素，FT3 的生物学活性远大于 FT4，但体内 FT4 的含量却远高于 FT3。

（4）总三碘甲状腺原氨酸（TT3）

（5）游离三碘甲状腺原氨酸（FT3）

2. 关于甲状腺的其他重要项目（自身抗体）

（1）甲状腺过氧化物酶抗体检测（TPOAb）

（2）甲状腺球蛋白抗体检测（TgAb）

（3）促甲状腺受体抗体检测（TRAb）

序号	检验项目	结果	提示	单位	参考区间
1	TBG 甲状腺球蛋白	1.60		ng/ml	1.59－50.03
2	TT3 总T3	1.80		nmol/L	1.33－2.64
3	TT4 总T4	88.00		nmol/L	75－150
4	FT3 游离T3	5.00		pmol/L	3－6.5
5	FT4 游离T4	10.00		pmol/L	7.5－15
6	TSH 促甲状腺激素	5.000		mIU/L	成年人0.40－6.00; 孕早期0.10－3.34; 孕中期0.15－3.83
7	TGAB 甲状腺球蛋白抗体	8.00	↑	IU/mL	0－4
8	TMA 甲状腺微粒体抗体	8.00		IU/mL	0－9
9	PTHJK 甲状腺旁激素	19.00		pg/ml	12－88

图 2-6-2　甲状腺激素报告单

3. 需要去做甲状腺功能检测的几种情况

——不明原因的体重下降或增加

——不明原因的心律失常

——不明原因的腹泻、便秘

——不明原因的多汗、怕热、手抖等

——不明原因的畏寒、贫血、嗜睡、懒言少动等

——不明原因的失眠、烦躁、脾气急躁、易怒等

——不明原因的不孕不育

——不明原因的月经失调

——妊娠期妇女应该在妊娠早期进行常规的甲状腺功能检测

——儿童出现多动等症状时需首先排除甲状腺功能异常

——成人疑有抑郁症时，需首先排除甲状腺功能异常

4. 甲状腺激素结果的解读

甲状腺功能的检测：根据 FT3 和 FT4 结果的高低，可以直接判断甲状腺功能亢进还是减退（甲亢和甲减）。在甲状腺功能的各种指标中，最灵敏的是TSH（促甲状腺素）。

TSH 是提示甲状腺功能变化的灵敏指标。TSH低，提示即将发生甲亢；TSH 高，提示即将发生甲减。很多时候它的变化在临床出现症状之前。其中，在甲状腺原发疾病中，FT3、FT4、TT3、TT4 是同向变化的，而与 TSH 是反向变化的，即 FT3、FT4 升高时，TT3、TT4 也同步升高，而 TSH 则明显降低。而若疾病来源于下丘脑或垂体，则会出现 TSH 和FT3、FT4、TT3、TT4 同向变化，即 TSH 升高，FT3、FT4、TT3、TT4 也同步升高。TSH 最大的特点是与FT3 和 FT4 相反，即 FT3、FT4 越高，TSH 越低。

5. 甲状腺自身抗体检测的意义

（1）甲状腺过氧化物酶抗体（TPOAb）升高可见于：①自身免疫性甲状腺炎如桥本氏病，Grave's病，慢性淋巴细胞性甲状腺炎等。②产后甲状腺炎等有自身免疫现象存在的疾病。③其他自身免疫性疾病或可激活自身免疫系统的疾病，如 1 型糖尿病、恶性贫血、慢性活动性肝炎等。④少数健康人群，尤其是

老年人和女性，自身抗体导致阳性的情况在人群中可高达16%左右。因此抗体阳性不要慌张，要多观察，听从医生的专业观点。

（2）甲状腺球蛋白抗体（TgAb）的临床意义与TPOAb相似。

（3）促甲状腺受体抗体检测（TRAb）：测定TRAb有利于对弥漫性毒性甲状腺肿发病机制的研究。

6. 关于甲状腺功能，孕妈妈更应该注意的事项

妇女进行妊娠期甲状腺疾病筛查的较适宜时间为妊娠8周之前或怀孕前。胎儿的甲状腺要到妊娠18~20周后，才能完全发挥生理功能。因而在此之前，胎儿生长发育所必需的甲状腺激素，基本都依赖母体的供给。孕早期是胎儿依赖母体甲状腺激素的主要时段。

因此，准妈妈们最好是在孕早期，比如刚刚得知怀孕或第一次去医院产检时，就检查甲状腺功能。如果母体缺乏甲状腺激素（"甲减"状态），就会影响胎儿的生长发育，尤其是神经系统的发育。此外，母体甲减，还会增加流产、早产等妊娠不良结局的风险。

在妊娠后，随着体内甲状腺素结合球蛋白（TBG）的增加，孕妇的总T4、T3的浓度会逐步升高，并最终达到孕前水平的约1.5倍。因此，如果对孕妇的甲功结果，套用普通成人的参考区间，其T4/T3会表现为"升高"，从而得出甲亢的错误印象，这是妊娠期

甲功筛查中需要注意的一环。

在甲状腺功能的各种指标中，最灵敏的是 TSH（促甲状腺素），由于经常出现游离甲状腺素（FT4）水平正常而 TSH 变化波动的情况，TSH 在妊娠期间的变化常常牵动孕妈妈的心。

妊娠期 TSH 临界值为 2.5mIU/L。2017 年版《妊娠和产后甲状腺疾病诊疗指南》放弃了 2.5mIU/L 的上限，转而推荐以 4.0mIU/L 作为孕早期 TSH 的参考上限。目前已有明确证据表明 TSH > 4.0mIU/L 会增加妊娠不良结局诸如流产、早产等风险，还有可能对后代智力造成影响。

妇女进行妊娠期甲状腺疾病筛查的较适宜时间为妊娠 8 周之前或怀孕前。目前已经证实，单纯的 TPOAb 阳性就可以导致不良妊娠结局的发生，特别是流产、早产。所以说孕妇单纯的 TPOAb 抗体阳性，也需要进行干预治疗。

7. 如何解读甲状腺手术后的甲状腺功能化验单

（1）首先明确优甲乐主要成分是 FT4，甲状腺片则含有 FT3 和 FT4。

（2）甲状腺术后不论服药与否，FT3 或 FT4 高将对心脏产生影响，最好不要使这两项指标过高，特别是患者同时有心跳加快时。

（3）良性甲状腺疾病术后，用药的目的是把甲状腺功能维持于正常水平，TSH 是调节药量的依据，因此，TSH 高，或 FT3/FT4 低，需要补充优甲乐。FT3/FT4 正常，而 TSH 升高，也提示甲状腺功能不足，需要补充优甲乐。反之，TSH 降低，则说明药物过量，需要减量。

（4）甲状腺癌术后需要抑制 TSH，即 TSH 水平越低越好，因此需要增加优甲乐，使 FT4 升高，会压低 TSH；如果增加了优甲乐，FT4 明显升高了但 TSH 还不下降怎么办呢？可以合用甲状腺片，即升高 FT3，协同 FT4 抑制 TSH。

第七节

自身免疫项目有特色

自身免疫性疾病（autoimmune disorders，AID）是指机体对自身抗原发生免疫反应而导致自身组织损害所引起的疾病。这种疾病种类繁多，多数不为大众所熟悉，但是危害性不小，需要尽早发现尽早治疗。常见的 AID 有系统性红斑狼疮（SLE）、干燥综合征（SS）、系统性硬化症（PSS）、特发性炎性肌病（DM/PM）、混合性结缔组织病（MCTD）、类风湿关节炎

（RA）等。

任何年龄任何性别都可能发生自身免疫性疾病，但大多数以女性为主，病变常累及多个器官、多个系统，病情常反复发作，具有慢性迁延性。自身免疫性疾病的特征之一是，各种自身免疫性疾病患者的血清中常能检测出较高水平的自身抗体。值得提出的是，自身抗体的存在与自身免疫性疾病并非两个等同的概念，自身抗体可存在于无自身免疫性疾病的正常人，特别是老年人。

那么，自身抗体检测的意义在何处呢？

自身抗体的测定具有十分重要的意义，它不但有助于自身免疫性疾病的诊断，还可判断疾病的活动程度、观察治疗效果、指导临床用药等。

但现实生活中，由于自身抗体种类复杂，检验方法多样，对自身抗体检测结果的解读，多数患者会有一种"丈二和尚摸不着头脑"的感觉，甚至部分临床医师也无法对检验结果做出合理的判断。那么该如何快速简单地对这部分化验单进行解读呢？下面就为大家详细解释。

一、自身抗体与其种类（图 2-7-1）

所谓自身抗体，是各种原因造成机体针对自身组织成分所产生的抗体。

自身抗体种类繁多，医学上也有多种分类方法，但临床上最常检测的自身抗体主要包括以下几大类：

——抗核抗体谱（ANAs）

——血管炎相关自身抗体

——抗心磷脂抗体

——类风湿关节炎相关自身抗体

——自身免疫性肝病相关自身抗体等

其中，抗核抗体谱（ANAs）的传统概念是指抗细胞核成分的抗体，但目前概念有更进一步的延伸，主要指针对细胞内所有抗原成分的抗体，包括抗细胞核成分和细胞浆成分的各种特异性抗体。临床上最常检测的主要包括三类：

——抗核抗体（ANA）

——抗双链 DNA 抗体（抗 dsDNA 抗体）

——抗 ENA 抗体谱

序号	检验项目	结果	提示	单位	参考区间	检测方法
1	抗核抗体	阴性			<1:100	间接免疫荧光
2	抗dsDNA抗体（酶法）	<100		IU/mL	<100	ELISA
3	抗ds-DNA抗体(荧光法)	阴性			<1:10	间接免疫荧光
4	抗nRNP抗体	阴性			阴性	免疫印迹
5	抗Sm抗体	阴性			阴性	免疫印迹
6	抗SSA(60KDa)抗体	阴性			阴性	免疫印迹
7	抗SSB(48KDa)抗体	阴性			阴性	免疫印迹
8	抗Scl - 70抗体	阴性			阴性	免疫印迹
9	抗Jo-1抗体	阴性			阴性	免疫印迹
10	抗CENP - B抗体	阴性			阴性	免疫印迹
11	抗核小体抗体	阴性			阴性	免疫印迹
12	抗组蛋白抗体	阴性			阴性	免疫印迹
13	抗核糖体P蛋白抗体	阴性			阴性	免疫印迹
14	抗线粒体M2抗体	阴性			阴性	免疫印迹
15	抗PM-SCL抗体	阴性			阴性	免疫印迹
16	抗增殖性抗原(PCNA)抗体	阴性			阴性	免疫印迹

图 2-7-1 自身抗体的种类

二、与抗核抗体谱（ANAs）检测相关的案例

张大婶今年 52 岁了，两年前曾在海边晒太阳后出现全身红斑，当时考虑为光敏性皮炎，予对症治疗后好转。后病程中反复出现皮肤红斑，近 1 月来皮肤红斑持续出现，用药不能缓解，伴关节痛、蛋白尿。在我院就诊，考虑自身免疫性疾病可能性大，查抗核抗体（ANA），结果：滴度为 1：1000；核型：胞核均质型（图 2-7-2）。检测方法：间接免疫荧光法。

序号	检验项目	结果	提示	单位	参考区间	检测方法
1	抗核抗体	1:1000	↑		<1:100	间接免疫荧光
2	抗核抗体核型	胞核均质型				
3	抗dsDNA抗体（酶法）	389.00	↑	IU/mL	<100	ELISA
4	抗ds-DNA抗体(荧光法)	1:32阳性			<1:10	间接免疫荧光
5	抗nRNP抗体	阳性	+		阴性	免疫印迹
6	抗Sm抗体	阳性	+		阴性	免疫印迹
7	抗SSA(60KDa)抗体	阴性			阴性	免疫印迹
8	抗SSB(48KDa)抗体	阴性			阴性	免疫印迹
9	抗Scl - 70抗体	阴性			阴性	免疫印迹
10	抗Jo-1抗体	阴性			阴性	免疫印迹
11	抗CENP - B抗体	阴性			阴性	免疫印迹
12	抗核小体抗体	阴性			阴性	免疫印迹
13	抗组蛋白抗体	阳性	+		阴性	免疫印迹
14	抗核糖体P蛋白抗体	阴性			阴性	免疫印迹
15	抗线粒体M2抗体	阴性			阴性	免疫印迹
16	抗PM-SCL抗体	阴性			阴性	免疫印迹
17	抗增殖性抗原(PCNA)抗体	阴性			阴性	免疫印迹

图 2-7-2 自身抗体检测报告单

（一）该考虑是什么疾病以及怎么看这一连串的化验单

第一步，关注滴度。

抗核抗体（ANA）检测方法有多种，主要有间接免疫荧光法（IIF）、酶联免疫吸附法（ELISA）、免疫印迹法（LIA）等。那么目前临床实验室多采用哪

些方法呢？

一般多采用 IIF 法检测总的抗核抗体，此方法被认为是 ANA 检测的"金标准"。ANA 化验单包括以下几个要素：方法、结果（阳性 / 阴性、荧光模型、滴度）。

实际上，对于 ANA 的结果解读最为重要的就是滴度了，但需要注意的是不同厂商试剂采用不同的滴度系统，结果是不能相互比较的。目前国际上诸多实验室常采用 1:40、1:80、1:160、1:320 等滴度系统，但国内常多采用 1:100、1:320、1:1000、1:3200 等滴度系统。请注意，虽然上述两种稀释系统均有 1:320 存在，但两者的临床意义差别较大，不能直接比较。以本实验室为例，所采用的滴度稀释系统起始稀释度为 1：100。

接着，我们来介绍一下 ANA 检测滴度及其对应的临床意义：

< 1:100（ - ），ANA 阴性，血清标本中未检出抗核抗体。

1:100（＋），可疑阳性，继续追踪观察。少数正常人也可能阳性。

1:320（＋）弱阳性，提示可能存在相关疾病。极少数正常人也可能阳性。

1:1000（＋＋）中等阳性，提示可能存在相关疾病。

1:3200（＋＋＋）强阳性，高度提示存在相关疾病。

1:10000（++++）很强的阳性，高度提示存在相关疾病。

简言之：ANA 滴度越高，患自身免疫性疾病的可能性越大，需要引起高度重视。

病例分析：从我们的病例来看，患者 ANA 滴度为 1:1000，对照上表，结果无疑是有意义的，提示患自身免疫性疾病的可能性很大。

第二步，从核型推测相关的自身抗体，进一步明确自身抗体的靶抗原。

抗核抗体荧光模型有多种多样，常见的有胞核均质型、胞核斑点型、胞浆颗粒型、胞核核仁型、胞核着丝点型，少见的有胞核中心粒型、胞核纺锤体型等，临床上也常见各种核型混杂的混合型的荧光模型。由于 ANA 荧光模型与其靶抗原在细胞内的分布相关，因此，荧光模型作为 ANA 检测结果的重要参数，对进行下一步特异性自身抗体的检测具有一定的指导意义。

第三步，从自身抗体检测直击可疑疾病。

一般可以检测 12 项自身抗体：

1. 抗 dsDNA 抗体

主要与 SLE 密切相关，对 SLE 有很高的特异性，是 SLE 最重要的自身抗体之一。高滴度抗 dsDNA 抗体的存在是 SLE 诊断的重要依据，也是疾病活动性特别是肾脏损伤的标志。除用于 SLE 的诊断外，也可用于临床病程和治疗效果的监测，对判断预后也有一定价值。

2. 抗 Sm 抗体

抗 Sm 抗体仅发现于 SLE 患者中，同抗 dsDNA 抗体一样，也是一种 SLE 的血清标志性抗体，已列入 SLE 的诊断标准。相对抗 dsDNA 抗体而言，抗 Sm 抗体水平不与 SLE 疾病的活动性相关，亦不与 SLE 的任何临床表现相关。

3. 抗 nRNP 抗体

它是诊断混合性结缔组织病（MCTD）的重要血清学依据，被列入 MCTD 的诊断标准。无论在疾病的活动期或是缓解期，高滴度的抗 RNP 抗体均可持续存在。需要注意的是，抗 nRNP 抗体无疾病特异性，在其他自身免疫性疾病中阳性检出率也很高。

4. 抗 SSA/Ro52 抗体和抗 SSB/La 抗体

抗 SSA/Ro52 抗体和抗 SSB/La 抗体是干燥综合征（SS）患者最常见的自身抗体，抗 SSB/La 抗体的特异性高于抗 SSA/Ro 抗体，这两种抗体的同时检测可提高对 SS 的诊断率。

5. 抗 Jo-1 抗体

这种抗体最常见于炎症性肌病，包括 PM、DM，但在 PM 中检出率更高，故又称为 PM-1 抗体。在其他自身免疫性疾病中抗 Jo-1 抗体多为阴性，因而抗 Jo-1 抗体对诊断 PM 具有特异性。

6. 抗 Scl-70 抗体

抗 Scl-70 抗体几乎仅在进行性系统性硬皮病（PSS）患者中检出，故该抗体是 PSS 的特征性抗体。

7. 抗着丝点抗体

抗着丝点抗体与局限型进行性系统性硬化症（CREST）有关，对该病有很高的特异性和敏感性。

8. 抗增殖性细胞核抗原（PCNA）抗体

PCNA 也被认为是 SLE 的特异性抗体之一，但检出率较低。

9. 抗核小体抗体

在 SLE 的早期，抗核小体抗体比抗 dsDNA 抗体、抗组蛋白抗体更早出现，对 SLE 的诱因和致病有重要作用。

10. 抗组蛋白抗体

抗组蛋白抗体在药物诱导的红斑狼疮中多见，也可在其他多种 AID 中出现，无疾病特异性。

11. 抗核糖体 P 蛋白抗体

抗核糖体 P 蛋白抗体为 SLE 的高度特异性指标。普遍认为抗核糖体 P 蛋白抗体的滴度与 SLE 的活动性相关，还与 SLE 的中枢神经系统症状、肾脏或肝脏受累相关。

12. 抗 M2 抗体

高滴度的抗 M2 抗体是原发性胆汁性肝硬化（PBC）的血清标记性抗体，是 PBC 最重要的诊断手段之一。

以上这些抗体均可通过检测抗 ENA 抗体谱来进行特异性抗体检测，通常采用免疫印迹法（LIA）就可以在一张膜上对所有的抗体进行检测。但对于抗 dsDNA 抗体来说，一般实验室更倾向于用间接免疫荧光法（IIF）方法检测，滴度等于或超过 1:10 即提示抗 dsDNA 抗体阳性。

这里需要着重指出的是由于抗 ENA 抗体多采用 LIA 法检测，其结果无法进行定量，只能定性判断为阴性或阳性。此外，基于方法学的缺陷，抗 ENA 抗体检测的结果有可能出现假阳性或假阴性，必要时可通过其他检验方法进行进一步确证。

对本病例分析　张大婶抗 dsDNA 抗体检测结果为 1:32 阳性（IIF 法）；抗 ENA 抗体谱结果显示抗 sm 抗体阳性，抗组蛋白抗体阳性（LIA 法），非常符合系统性红斑狼疮活动期的临床诊断标准。

通过上述病例分析及基础知识的学习，大家是否对抗核抗体检测结果的判读有了初步的了解呢？相信你们都明白了：ANA 检测结果滴度最重要，检测滴度越高，患者得自身免疫性疾病的几率越大。

（二）了解几个关于 ANA 检测结果滴度的问题

1. ANA 阴性是否能排除 AID

答案一定是不能排除。前面我们已经了解到 ANA 的检测方法有一定局限性，如果临床高度怀疑患者为 AID 而 ANA 检测结果为阴性，那么就需要做其他自身抗体的检测来帮助诊断。

2. ANA 阳性就一定得 AID 了吗

答案是否定的。这是因为正常机体也会存在微弱的自身免疫应答，产生生理性的自身抗体，因此健康人群（包括孕妇、老年人等）也会检测到低滴度的 ANA。此外，感染性疾病、肿瘤等也会由于机体的自身免疫反应而产生 ANA。所以 ANA 阳性并非一定为 AID。通常对初发患者 ANA 滴度在 1∶100 到 1∶320 为中低度阳性，提示可能患有某种自身免疫性疾病，也有可能是由于感染等因素引起。建议结合临床症状进行进一步检查。但如果 ANA 滴度大于等于 1∶1000 时，则高度提示患者可能患有某种自身免疫性疾病。

3. ANA 滴度越高是不是代表疾病越重呢

答案依然是不是。ANA 滴度本身与疾病的活动性无相关关系，也就是说滴度越高只能说明得 AID 的可能性大，但不能说 ANA 滴度越高病情就越严重。

（三）总结抗核抗体谱检验结果的解读要点

1. ANA 检测滴度越高对 AID 的诊断价值越大，低滴度的 ANA 可存在于健康人群、老年人、感染性疾病患者及肿瘤患者体内，也就是说低滴度的 ANA 不一定代表得了 AID。

2. ANA 的荧光模型能为进一步检测特异性抗体

提供一定的依据，但二者不一定是一一对应的关系。

3. 不同实验室检测同一项目可能所用方法不一样，没有绝对的可比性。同一实验室针对同一项目也会选择多种检测方法以供参考。

三、其他种类的自身抗体检测及结果解读

（一）血管炎相关自身抗体

1. 什么是血管炎

对大众而言，血管炎是一种比较陌生的疾病，其实血管炎也是一种自身免疫性疾病。血管炎主要累及身体不同部位的血管壁，大、中、小血管均可受累，可导致血管壁的炎症或坏死，继而出现症状。最常见累及的部位包括眼、耳鼻喉、皮肤、神经系统、肺、肾等，如累及眼部或耳部小血管，可以出现一侧视力下降或听力下降；累及肾血管，可以出现蛋白尿或镜下血尿；累及肺血管，可以出现发热或肺部感染等表现，累及皮肤可以出现皮肤红斑、出血等。

2. 对自身免疫性血管炎诊断有帮助的自身抗体

临床上自身免疫性血管炎多指抗中性粒细胞胞浆抗体（ANCA）相关性血管炎（AAV），这是一种以坏死性炎症为特点的血管炎，最常受累的器官是肺和肾。

ANCA 是 AAV 的血清标志物，可采用 IIF 法进行检测，免疫荧光模型可分为胞浆型（cANCA）和

核周型（pANCA），目前已知胞浆型 cANCA 的主要靶抗原成分为 PR3，核周型 pANCA 主要的靶抗原成分为 MPO。临床上常通过 ELISA 法定量检测抗 PR3 抗体和抗 MPO 抗体，以协助诊断及病情判断。

3. 检测抗 PR3 抗体及抗 MPO 抗体的临床意义

抗 PR3 抗体是肉芽肿性血管炎的特异性指标，特异性高达 90% 以上，其敏感度与疾病的活动性及病程有关。

抗 MPO 抗体常见于其他 ANCA 相关性血管炎中，且参与血管炎相关疾病的致病机制，但特异性较抗 PR3 抗体特异性差。该抗体阳性也可见于 SLE、RA、自身免疫性肝病等疾病。

4. 抗 PR3 抗体及抗 MPO 抗体检测的方法

同 ANAs 一样，ANCA 的检测方法也有许多种，包括 IIF、RIA、ELISA、Western 印迹法、斑点印迹法及免疫沉淀试验等。目前首选方法为 IIF 法，该方法至今仍作为 ANCA 筛检的"金指标"。值得注意的是在用 IIF 法检测 ACNA 的同时，进行 ELISA 的检测有助于疾病的诊断及动态观察，也就是说采用这两种方法同时检测，IIF 法更特异，但该方法只能定性，而 ELISA 法可分别检测抗 PR3 抗体及抗 MPO 抗体，且能定量检测，在疾病治疗过程中多次检测其结果更具有可比性。

（二）抗心磷脂抗体

1. 什么是抗心磷脂抗体

抗心磷脂抗体（anti cardiolipin antibody，ACL）是一种以血小板和内皮细胞膜上带负电荷的心磷脂作为靶抗原的自身抗体。常见于 SLE 及其他自身免疫性疾病。该抗体与血栓形成、血小板减少、自然流产或宫内死胎关系密切。

2. 抗心磷脂抗体检测方法、意义

目前临床上多用 ELISA 法检测 ACL-IgM 和 ACL-IgG 两种抗体，正常人血清中 ACL 测定结果一般为阴性。ACL 结果异常见于：①在抗磷脂抗体综合征、复发性动静脉血栓形成、反复自然流产、血小板减少症及中枢神经系统病变者中，ACL 均有较高的阳性检出率，且高滴度的 ACL，可作为预测流产发生及血栓形成的一种较为敏感的指标。②脑血栓患者以 IgG 型 ACL 阳性率最高，且与临床密切相关。

3. 抗心磷脂抗体检测的次数

关于 ACL 的检测，需要注意的是若初次检测出 ACL 阳性，需间隔三个月以上再次检测，两次均阳性才可作为诊断依据，这样做的目的是防止检测过程中非特异性抗体的干扰而导致假阳性的发生。

（三）类风湿关节炎相关自身抗体

1. 什么是类风湿关节炎，它有哪些自身免疫性检测指标

类风湿关节炎（RA）大众并不陌生，它是临床上最为常见的自身免疫性疾病之一，其特征是手、足等小关节的多发性、对称性、侵袭性关节炎症，经常伴有关节外器官受累及血清类风湿因子阳性，可以导致关节畸形及功能丧失。女性好发，高发年龄为40~60岁。RA患者自身抗体的检出，是RA有别于其他炎性关节炎的标志之一。目前临床常检测的自身抗体包括类风湿因子（rheumatoid factor，RF）、抗角蛋白抗体（antikeratin antibody，AKA）、抗核周因子抗体（antiperinuclear factor，APF）及抗环瓜氨酸肽（Cyclic citrullinated peptide CCP）抗体等。

2. RF阳性就代表得了RA吗

RF是一种以变性IgG的Fc片段为靶抗原的自身抗体。其中IgM型被认为是RF的主要类型，也是临床免疫检验中最常检测的类型。RF检测方法也有多种，目前临床常用的方法是免疫比浊法，该方法自动化程度高、重复性好。RF在RA中的阳性率很高，可达80%左右，是RA患者血清中常见的自身抗体。高滴度RF有助于早期RA的诊断，且RF滴度与患者的临床表现相关。但RF在其他多种AID及部分老年人中也可以检测出，但通常滴度较低。同样，RF

阴性也不能排除 RA，有部分 RA 患者血清 RF 可呈现阴性。

3. 什么是抗角蛋白抗体

抗角蛋白抗体（AKA）是一种能与大鼠食管角质层成分起反应的抗体，该抗体对 RA 诊断有较高特异性，在其他疾病中，AKA 的检出率极低。AKA 的检测方法目前主要采用间接免疫荧光法（IIF）。研究发现，AKA 对于诊断 RA 的特异性很高（90% 左右），且与疾病严重程度和活动性相关。

4. 抗核周因子的检测对 RA 有意义吗

抗核周因子（APF）是一种 RA 特异性的免疫球蛋白，且以 IgG 型为主。APF 对 RA 诊断的特异性高达 90% 以上，是早期诊断 RA 的有效指标之一。检测 APF 主要采用间接免疫荧光法（IIF），同 AKA 类似，APF 检测敏感性也很低。

5. 什么是抗环瓜氨酸肽抗体

抗环瓜氨酸肽抗体（CCP）是环状聚丝蛋白的多肽片段，是以 IgG 型为主的抗体，对类风湿关节炎（RA）具有很好的敏感性和特异性。临床常采用 ELISA 方法检测抗 CCP 抗体，敏感性可达 80%，抗 CCP 抗体是诊断 RA 的一个高度特异性新指标，已纳入 RA 的诊断标准。抗 CCP 抗体对 RA 诊断的特异性可高达 90% 以上，在疾病早期阶段就可阳性，具有很高的阳性预测值。同 RF 比较抗 CCP 抗体特异性明显高于 RF，而且阳性患者更容易发生关节损害。

（四）自身免疫性肝病相关自身抗体

1. 什么是自身免疫性肝病

自身免疫性肝病（AILD）是一种特殊类型的慢性肝病，同 SLE 相似，也好发于女性。近年来自身免疫性肝病所占比例不断提高，而对于这种并不具有传染性的肝病，很多人并不认识。自身免疫性肝病临床上最典型的包括自身免疫性肝炎（AIH）、原发性胆汁性肝硬化（PBC）和原发性硬化性胆管炎（PSC）。用 IIF 法和抗原特异性检测方法进行自身抗体的筛查和确认是 AILD 病因学诊断的重要方法。

2. 自身免疫性肝病检测的抗体有哪些

需要同时检测抗核抗体（ANA）、抗平滑肌抗体（ASMA）、抗肝 - 肾微粒体抗体（anti-LKM）、抗线粒体抗体（AMA）等抗体。

在此对常见自身抗体的检测做一下总结：自身抗体种类繁多，检测方法多样，检测程序复杂，检测仪器自动化程度不高，且由于多种因素制约使得各实验室之间检测结果常不具有可比性。对于自身抗体检验报告的解读，最重要的一点是不能仅凭检验阴性 / 阳性或数值的高低来判断是否患有自身免疫性疾病（AID）以及疾病的严重程度，AID 的诊断标准除了自身抗体指标外，还需要密切结合临床病史及其他诸如影像学、病理学检查的证据支持。

分子生物学来补充

病毒感染在人群常见，病毒个体微小、结构简单，只含一种核酸（DNA 或 RNA）。以前实验室只能通过病毒感染引起的症状和细胞改变来推断哪种病毒感染，有时不太准确。随着分子生物学技术的出现和快速发展，使得病毒核酸检测有了里程碑式的飞跃。换句话说，如果医生怀疑你可能感染上某种病毒，就可以通过分子生物学技术来测定这种病毒的核酸，如果阳性，提示这种病毒感染。下面介绍临床最常见的三种病毒核酸检测并进行化验单结果解读，他们是乙型肝炎病毒核酸、丙型肝炎病毒核酸和人乳头瘤病毒核酸检测，通用的检测方法称为荧光定量 PCR。

一、乙型肝炎病毒核酸（HBV-DNA）定量检测

乙型肝炎病毒（HBV）是一种嗜肝 DNA 病毒，全球 HBV 携带人数超过两亿，中国感染人数超过一亿人。HBV 黏附在肝脏细胞表面后，甩掉外膜（乙肝表面抗原），进入细胞内再脱掉核壳（乙肝核心抗

原与乙肝 e 抗原），最核心的核酸部分整合在人类肝细胞核酸中，利用人类肝细胞内的各种物质复制自己，再以出芽的方式释放在血清中，病毒复制越快则血清中释放的 HBV 就越多。

1. 采集标本血清

检测 HBV-DNA 只需要采集血清，是否空腹对实验结果影响不大。前面说到的乙肝两对半是指检测血中这些释放出来的抗原和反应性抗体，无法准确描述 HBV 的核酸复制水平。分子生物学方法能定量检测释放到血清中 HBV-DNA 的数量，为临床提供客观的 HBV 复制水平，数值的高低能反映病毒传染性高低。

2. 检测数值的单位

HBV-DNA 检测结果单位在不同实验室可能不同。目前国内大部分临床实验室乙肝核酸检测结果单位都用 IU/ml 来表示。早期为拷贝数 copys/ml，这个单位表示每 ml 血清中检测到的 HBV-DNA 个数。换算过来 1IU/ml 大约等于 5copys/ml。

HBV-DNA 检测试剂敏感性及扩增效率不同，检测出来的结果可能出现差异。国际标准化委员会将一种他们的标准物质规定为若干国际单位（IU），各个试剂厂家根据这个标准物质调整自家试剂的校准品数值，这样实验室之间的 HBV-DNA 结果就有了可比性。

3. 临界值或参考区间

HBV-DNA 定量检测的参考区间一般是 <100IU/ml。

这个数值以下提示阴性结果（图 2-8-1），表示乙
肝病毒在人体内复制很弱或者是没有检测到，无论
是传染性还是致病性都很低。如果试剂盒测出标本
HBV-DNA ＞ 100IU/ml 就报阳性，检测不出来就报
＜ 100IU/ml，即阴性。

序号	检验项目	结果	提示	单位	参考区间	检测方法
1	乙型肝炎病毒核酸检测	<100		IU/mL	<100	荧光定量PCR

图 2-8-1　乙型肝炎病毒核酸检测化验单

还有一些试剂的定量检测限要 HBV-DNA ＞
1000IU/ml 才检测出来。如果被检者结果在 100 到
1000IU/ml，阴阳性结果就得看选用哪种检测限的试
剂了，比如样本 HBV-DNA 为 200IU/ml，选用灵敏
试剂（检测限 ＜ 100IU/ml）的话就能检测出来，报告
是阳性，结果为 ＞ 100IU/ml；而用不灵敏试剂（检测
限 ＜ 1000IU/ml）就检测不出来，报告阴性，结果
＜ 1000IU/ml。因此看 HBV-DNA 定量报告单时，一
定要看标注的参考区间或检测限。

4. 科学计数法

HBV-DNA 定量检测结果一般采用科学计数法表
示，例如 1.43E+4 IU/ml（图 2-8-2），表示每毫升血
液中含有 1.43×10^4IU（即 14300IU/ml）的 HBV-DNA
分子。

序号	检验项目	结果	提示	单位	参考区间	检测方法
1	乙型肝炎病毒核酸检测	1.43E+04	↑	IU/mL	<100	荧光定量PCR

图 2-8-2 乙型肝炎病毒核酸检测化验单

临床把小于 1.00E+4IU/ml 的检测结果称为低水平复制，1.00E+4IU/ml 到 1.00E+5IU/ml 称为中水平复制，大于等于 1.00E+5IU/ml 称为高水平复制。

5. 结果解读

HBV-DNA 是检测乙型肝炎病毒在血液中的含量，是 HBV 复制和存在最直接的标志。HBV-DNA 阳性是患者具有传染性的标志，是目前判断乙肝抗病毒药物疗效最敏感的指标。有利于献血员窗口期病毒核酸的筛查和早期诊断（图 2-8-3）。HBV-DNA 值的多少和肝损伤的程度没有直接的关系。乙肝"大三阳"患者的 HBV-DNA 一般都比较高，但肝损伤未必就严重，因为乙肝病毒本身并不直接伤害肝细胞。

PCR检测	"窗口期"	核酸检测缩短的"窗口期"的天数
HBV	56	6—15
HCV	72	41—60
HIV	22	10—15

图 2-8-3 核酸检测窗口期

6. HBV-DNA 定量检测结果阳性是否一定需要治疗呢

答案是否定的。

HBV 感染人体后很难彻底被清除，大部分患者终生携带却无任何症状，只有少部分转变为肝硬化或是肝癌。HBV-DNA 检测阳性是否需要治疗还要结合其他检查一起确定，这是因为 HBV 虽然整合在肝细胞上，但病毒本身不会破坏肝细胞。肝细胞损伤主要是宿主免疫细胞察觉到肝脏细胞受 HBV 感染而发动攻击，导致肝细胞坏死，释放出大量转氨酶（ALT），肝炎血清 ALT 升高明显。人体对病毒的反应差异很大，一些人免疫系统过于敏感即使很低量的病毒也会造成严重肝损伤；另一些人则正好相反，体内存在病毒复制肝细胞损伤却不大，清除病毒的治疗不一定有益反而有可能激发免疫系统造成人体肝损伤，因此观察 ALT 等肝损伤血清学指标的浓度可判断肝脏损伤程度，结合临床来决定是否需要治疗。当然这要排除一些肝脏已经严重受损的患者，如肝硬化和肝癌等，由于肝细胞已经破坏殆尽，ALT 反而无法升高。

HBV-DNA 定量检测最适合一些已经开始抗病毒治疗的患者，如果抗病毒药物起作用，HBV-DNA 含量应该持续走低，反之则要考虑更换抗病毒药物了。对于高水平复制（> 1.00E+5IU/ml）的 HBV 感染患者，由于病毒载量很高，几乎所有的患者都会存在肝损伤需要抗病毒治疗。中低水平无肝损伤的患者要定期复查，需要进行 HBV-DNA 定量检测和转氨酶（ALT）就可以了。

二、丙型肝炎病毒核酸（HCV-RNA）定量检测

丙型肝炎病毒是一种 RNA 病毒，主要通过血液传播。在我国丙型肝炎感染人数约为 3800 万。丙型肝炎病毒感染一般起病隐秘，无明显症状，感染期间也无明显不适，难以被患者察觉。它的主要危害是，由于生物学特质，丙型肝炎病毒感染很难被机体自行清除，50%～80% 的患者容易转成慢性丙型肝炎，其中 15%～20% 进展为肝硬化，从这个意义上讲丙型肝炎比乙型肝炎更加可怕。当然这个病程极为缓慢，甚至可达二三十年。因此对于手术使用过血液制品的患者，一段时间内应当定期进行 HCV 抗体检测与 HCV-RNA 定量检测，以判断术中有无感染，避免传播风险。

1. 标本采集

采血后用血清检测。丙型肝炎病毒复制过程与乙型肝炎病毒类似，不同的是丙型肝炎病毒核酸不进入细胞核而是在细胞质中完成复制，再释放到血清中。丙型肝炎病毒检测也是抽取血液送检，丙型肝炎病毒

属于 RNA 病毒，相比于 DNA 病毒体外环境更容易降解，抽血后应及时送检。

2. 单位

HCV-RNA 定量检测化验单与 HBV-DNA 检测非常类似，单位也是 IU/ml。不同的是 HCV-RNA 一般检测下限比 HBV-DNA 高 10 倍，是 1000IU/ml，当然技术上提高到 100IU/ml 并不困难，只是成本会上升一些。

目前大部分临床实验室 HCV-RNA 的阴性结果表示为 < 1000IU/ml（图 2-8-4）。丙型肝炎病毒阳性结果也是用科学计数法表示。

序号	检验项目	结果	提示	单位	参考区间	检测方法
1	丙型肝炎病毒核酸检测	<1000		IU/mL	<1000	

图 2-8-4　丙型肝炎病毒核酸检测报告单

与乙型肝炎不同，一经检测出 HCV-RNA 阳性，就必须进行抗病毒治疗。因为丙型肝炎特别容易转换为慢性，发展为肝硬化的可能性也比较高。临床上丙型肝炎病毒并不难治疗，多数患者及时治疗后都可以彻底清除丙肝病毒。

三、人乳头瘤病毒核酸（HPV-DNA）定量检测

人乳头瘤病毒（HPV）是球形 DNA 病毒，能引起人体皮肤黏膜的鳞状上皮增殖，目前已发现 130 多种 HPV 型别。其中一些 HPV 型别能侵犯人类妇女宫颈引发上皮发生病变，甚至导致宫颈癌而受到重视，使得 HPV-DNA 检测成为妇科检查必查项目之一。

1. 标本采集

HPV-DNA 检测和前两种病毒不同，并不是采用患者血清进行检测，而是需要用棉棒刮取被测者宫颈处分泌物进行检测。取样时被测者仰卧检查床，双腿张开，阴道扩张器张开阴道，采样拭子平行深入宫颈 1 厘米，同一方向转动 5～10 圈，放入保存液中混匀即可。HPV 取样需要避开生理期，其余无特殊要求。

2. 检测方法

（1）定性：宫颈全类型 HPV-DNA 定性检测，检验结果描述为高危 HPV 检测阳性或是阴性。这种核酸检测方法选取 21 种与宫颈癌相关的 HPV 病毒相同的核酸部分用来检测，只要有其中任意一种型别的 HPV 感染就能检测出来。这种检测方法简单快捷，费用相对较低，适合普通人群体检筛查。

（2）定量：引起宫颈病变的 21 种 HPV 罗列出来分别检测，再进行相对定量（图 2-8-5）。HPV 不同型别感染与含量决定宫颈上皮癌变的可能性，因此这

种检测对于高度怀疑或已经确认 HPV 感染的患者更为适合。

检验项目	结果	相对定量	感染比例				
==========高危亚型==========				HPV56	阴性	0.00	0.00%
HPV16	阴性	0.00	0.00%	HPV58	阴性	0.00	0.00%
HPV18	阴性	0.00	0.00%	HPV59	阴性	0.00	0.00%
HPV26	阴性	0.00	0.00%	HPV66	阴性	0.00	0.00%
HPV31	阴性	0.00	0.00%	HPV68	阴性	0.00	0.00%
HPV33	阴性	0.00	0.00%	HPV73	阴性	0.00	0.00%
HPV35	阴性	0.00	0.00%	HPV82	阴性	0.00	0.00%
HPV39	阴性	0.00	0.00%	======低危亚型======			
HPV45	阴性	0.00	0.00%	HPV11	阴性	0.00	0.00%
HPV51	阴性	0.00	0.00%	HPV6	阴性	0.00	0.00%
HPV52	阳性	1.22E.+4	10.71%	HPV81	阴性	0.00	0.00%
HPV53	阳性	1.02E.+5	89.29%	细胞内标	合格.		

注：
1、细胞内标"合格"表示标本中含有宫颈上皮细胞，标本取样合格。细胞内标"不合格"表示标本中无宫颈上皮细胞，标本取样不合格，需要重新留取标本。
2、相对定量相当于每10000个细胞数感染病毒的量，感染比例是指该亚型病毒占总病毒的比例。
3、当相对定量值为<1.0E+3时，提示病毒量非常低；当相对定量为>1.0E+5时，提示病毒量极大。

图 2-8-5　与宫颈病变相关的 HPV 定量检测化验单

3. 型别

2015 年中国药监局发布了《HPV 核酸检测及基因分型试剂技术审查指导原则》，对 HPV 型别的高危型与低危型进行了划分，参考了 WHO 国际癌症研究机构（IARC）及其他国际组织的研究成果给出了建议，将 HPV16、18、31、33、35、39、45、51、52、56、58、59、68 等 13 种基因型列为高危型别，26、53、66、73、82 等 5 种基因型列为中等风险型别。

需要说明的是与均匀存在于血清中的乙肝与丙肝病毒不同，HPV 在宫颈上皮细胞内分布并不均匀，同一患者某一些上皮细胞感染严重细胞内病毒载量大，而另一些健康上皮甚至可能没有 HPV 感染。因此一些厂家试剂在检测 HPV 病毒载量时，同时检测该份标本的宫颈上皮细胞数量，最后计算出每个上皮细胞平均感染的 HPV 数量。这种计算方法难免显得有些粗糙，只能大概反映 HPV 感染的病毒载量。

4. 单位

国际上对于 HPV 定量尚未有统一标准，所以各实验室没有统一的单位，一般为 copys/ 上皮或根本无单位，只有数值表示感染量级（见图 2-8-5）。

5. 感染 HPV 病毒是否意味着离宫颈癌不远了呢

答案是大错特错。虽然 98.8% 以上的宫颈癌都存在 HPV 感染，但感染 HPV 的女性中只有万分之一的人最后会进展成为宫颈癌，大部分患者感染 HPV 后都能通过自身免疫力将它清除掉，但 HPV 也有可能再次感染。因此 HPV 检测结果可能出现这次阳性一段时间后转阴，一段时间又转阳的情况，虽然少见但并不奇怪，并且大量研究表明，只有两次检测属于同一基因型才能确认是 HPV 持续感染。

各基因型别致病力的大小或者致癌危险性大小，HPV6 型、11 型与 81 型引起的宫颈癌的可能性很低，它们更多的是引起生殖器疣等性传播疾病。16 型与 18 型感染则必须引起重视，宫颈癌 70% 与 16 型和 18 型相关，特别是 16 型人体自身免疫比较难把它自然清除掉。HPV 化验单中标示的数量值与 HBV、HCV 结果解释一致，小于 10^3（有的化验单标注多为

1.00E+3）为低水平感染，大于 10^5（有的化验单标注为 1.00E+5）为高水平感染。无论哪种型别持续高水平感染都是宫颈癌的高风险因素

6. HPV-DNA 检测结果需要和其他检查结合起来确认治疗方案

如需进行液基细胞学检测（TCT）和阴道镜等。HPV 感染无特效药物，低水平感染的年轻患者一般不需要特别治疗，积极锻炼、规律作息、提高自身免疫力就可以清除病毒。

但如果间隔半年再次复检，同一型别 HPV-DNA 还是阳性，或者病理检查提示宫颈上皮细胞重度内瘤样变（癌前病变）就需要物理或手术治疗了，必要时也可用抗病毒药物治疗。从 HPV 感染到进展为宫颈癌，自然病程长达十多年，只要早期发现积极治疗，完全可以避免宫颈癌的发生。

第三章

经典案例

案例一

白细胞总数不高，也可能中招儿

案例经过

　　凌晨，小赵因为高热 39℃ 伴有咽喉干痛，来到急诊科。小赵说他喝了好几天的感冒冲剂也没见效。医生查体后建议采血做血常规加 CRP（C 反应蛋白）。半小时后拿到结果，化验单（图 3-1-1）上显示 CRP 升高至 47mg/L，白细胞计数为 10.87×10^9/L（参考区间 $5 \sim 12 \times 10^9$/L），中性粒细胞分类和绝对值有升高箭头，超出参考区间。医生告诉他可能是存在细菌感染，小赵感到有点疑惑："为什么白细胞没有升高还被诊断为细菌感染呢？"医生向他解释，虽然化验单

序号	检验项目	结果	提示	单位	参考区间	序号	检验项目	结果	提示	单位	参考区间
1	WBC *白细胞	10.87		10^9/L	5~12	15	MCV *平均红细胞体积	87.2		fL	82~100
2	LYM% 淋巴细胞%	15.50	↓	%	20~40	16	MCH *平均红细胞血红蛋白量	27.2		pg	27~34
3	MONO% 单核细胞%	8.50		%	3.5~14	17	MCHC *平均红细胞血红蛋白浓度	311	↓	g/L	316~354
4	NEUT% 中性粒细胞%	75.80	↑	%	50~70	18	RDW 红细胞体积分布宽度	13.30		%	11.5~15.5
5	EOS% 嗜酸性细胞%	0.00	↓	%	0.5~5	19	PLT *血小板	194.00		10^9/L	100~300
6	BASO% 嗜碱性细胞%	0.20		%	0~1	20	MPV 平均血小板体积	9.80		fL	6.8~13.5
7	LYM# 淋巴细胞绝对值	1.68		10^9/L	0.8~4	21	PCT 血小板比积	0.19			0~0.99
8	MONO# 单核细胞绝对值	0.92	↑	10^9/L	0.1~0.8	22	PDW 平均血小板宽度	10.60		fL	9.8~17
9	NEUT# 中性粒细胞绝对值	8.25	↑	10^9/L	2~7	23	CRP C-反应蛋白	47	↑	mg/L	0~8
10	EOS# 嗜酸性细胞绝对值	0.00	↓	10^9/L	0.1~0.5						
11	BASO# 嗜碱性细胞绝对值	0.02		10^9/L	0~0.1						
12	RBC *红细胞	4.86		10^12/L	4~4.5						
13	HGB *血红蛋白	132.00		g/L	120~140						
14	HCT *红细胞压积	0.424			0.38~0.508						

图 3-1-1　血常规报告单

上白细胞总数并不高，但是白细胞的分类显示中性粒细胞分类比值和绝对值都升高，并有细菌感染的症状和体征，因此可以诊断为细菌感染，需要吃消炎药。

专家点评

C反应蛋白（CRP）是机体炎症反应急性期的非特异性标志物，细菌感染时明显升高，病毒感染不升高或升高不明显，因此对感冒发烧患者常规检测血常规和CRP，可鉴别是细菌感染还是病毒感染。CRP显著增高提示细菌感染，可以吃消炎药。一般CRP升高至参考上限两倍以上才有临床意义（> 16mol/L）。中性粒细胞（NEU）的分类比值和绝对值都升高，高度提示有细菌感染。

本例中，小赵高热、咽喉干痛，有细菌感染的症状，化验单显示CRP升高至47mol/L，已超过CRP参考上限两倍。白细胞计数虽然不高，但是白细胞分类——中性粒细胞的数目和比值均明显升高，可指示有细菌感染。其实，白细胞的升高是一种反应性过程，白细胞总数不高，可能是机体还没来得及产生足够多的白细胞。

还有更神奇的事，大家知道吗？不是所有的感染都显示白细胞数目增加，还有白细胞数目减少的呢！例如病毒感染（例如之前肆虐全国的 SARS）。当确定是细菌感染的时候，我们才需要服用消炎药；而当发生病毒感染的时候，吃消炎药是没有用的，需要多喝水、多休息或遵从医嘱。

案例二

尿检白细胞，镜检结果最靠谱

案例经过

一天下午，孙女士气冲冲地拿着报告单来到检验科要讨说法。她说："你看我这尿常规化验单结果，同样是检测尿白细胞，为什么镜检和尿 UF1000 显示有白细胞（有箭头），而干化学做出来却没有呢（图 3-2-1），你们这不是自相矛盾吗？"

序号	UF100 项目 检验项目	结果		单位	参考区间	序号	干化学 及镜检项目 检验项目	结果		单位	参考区间
1	UWBC 白细胞	86	↑	/ul	0~30	19	LEU 尿白细胞	阴性		/ul	阴性
2	URBC 红细胞	13		/ul	0~25	20	BLD 潜血	10		/ul	阴性
3	RBCNL% 未溶红细胞%	18.00		%		21	GLU 尿糖	阴性		mmol/L	阴性
4	RBCNL# 未溶红细胞#	2.40		/ul		22	PRO 尿蛋白	阴性		g/L	阴性
5	RBCINFO 红细胞信息	未分类				23	NIT 亚硝酸盐	阴性			阴性
6	EC 扁平上皮细胞	41	↑	/ul	0~22	24	KET 酮体	阴性		mmol/L	阴性
7	SRC 小圆上皮细胞	4		/ul		25	UBG 尿胆原	3.4		umol/L	3.3~17.0
8	CAST 管型	1		/ul	0~2	26	BIL 胆红素	阴性		umol/L	阴性
9	PCAST 病理管型	1		/ul		27	SG 尿比重	1.020			1.003~1.030
10	XTAL 结晶数量	0		/ul		28	PH 酸碱度	5.0	↓		5.4~8.4
11	YLC 类酵母细胞	0		/ul		29	VC 维生素C	0.00		mmol/L	0~0.39
12	SPERM 精子数量	0		/ul			镜检				
13	WBC-H 白细胞高倍	15	↑	/HP	0~5	30	JJ301 白细胞	16	↑	/HP	0~5
14	RBC-H 红细胞高倍	2		/HP	0~3	31	JJ302 红细胞	2		/HP	0~3
15	EC-H 上皮细胞高倍	7		/HP		32	JJ303 上皮细胞	6		/HP	
16	CAST-L 管型低倍	3		/HP		33	JJ324 镜检	可见细菌			
17	BACT-H 细菌高倍	58		/HP							
18	BACT 细菌	321	↑	/ul	0~131						

图 3-2-1 尿常规报告单

这时，检验师赶紧安抚好孙女士，告诉她如何正确看化验单。这张化验单是用三种方法检测尿液，不同方法有其侧重点，不同方法检测原理有其局限性，最后要以右下方的镜检为准。

专家点评

尿常规检测通常有几种方法，各自有优缺点（表 3-2-1）。80 年代做尿常规就是离心手工镜检，步骤比较烦琐、不适合大批量检测，于是尿干化学分析仪应运而生，主要是用化学方法初筛有异常的样本，然后再把有异常的样本离心镜检。后来为了对尿中的白细胞、红细胞等物质进行定量，又有了流式细胞技术来定量计数尿中细胞数，这就是 UF1000 方法。

表 3-2-1　三种检测尿常规方法的优缺点

方法	优点	缺点
流式方法 （有形成分定量）	计数准确，定量分析	对红细胞和管型错认
干化学方法	快速筛查	干扰因素多，容易假阴和假阳
人工镜检	形态识别的金标准	定量分析有误差

目前三级甲等医院尿常规报告一般都有这三种检测方法的内容（图 3-2-1）。报告单左边的是尿UF1000 的方法，即流式方法检查尿液，是定量数一数尿中完整白细胞个数，右边的干化学法检测白细胞内的粒细胞酯酶，而右下方的镜检是指通过显微镜看白细胞的形态。如果两部分尿 UF1000 和尿干化学均无异常，就无须镜检结果了。

干化学法主要测定中性粒细胞。确切地说，干化学法是测定中性粒细胞中的粒细胞酯酶，这种酶主要存在于中性粒细胞内，而其他白细胞如单核细胞和淋巴细胞中几乎没有。也就是说粒细胞酯酶不是所有白细胞都有！当尿中白细胞以淋巴细胞为主增多时，干化学法就检测不到这种酶，就会产生阴性结果！因此就产生了镜检和干化学相矛盾的结果。流式法和干化学法都是初步筛选尿液是否异常的方法，有异常时再离心进行显微镜检查，这是金标准。在等结果时你就发现，同时送进去的尿液标本，有人很快拿到结果，有人需要继续等待，那就可能是标本初步筛选异常，需要进一步看显微镜结果。因此说尿液常规检验结果应当以镜检结果为准。

尿常规检查时，还有几点注意事项：①一定要保证尿液是新鲜的，最好是半小时之内留取的尿液，不能用放置时间超过一小时的尿液；②其次，要留取中段尿，避免污染；③因尿液本身的特殊性，其影响因素较多，在临床上经常出现结果和临床症状不符合，甚至干化学法与镜检相矛盾的结果。

常见的影响尿液检验结果的情况：①标本可能被污染，如用空药瓶留取标本、月经期留取标本、未留取中段尿；②药物影响，如用化疗药、消炎药等。所以一次尿检异常，不要惊慌，隔几天再次留取尿液标本，对于排除随机误差很有效。

仅肌酸激酶（CK）升高，心脏未必有恙

案例经过

53 岁的高先生来医院常规体检。血常规、尿常规化验单都正常，化验单有一项令他忧心忡忡——那就是血肌酸激酶（CK）达到了 230 U/L（图 3-3-1），超过了参考区间。高先生想：这可是心肌酶啊（他儿子心肌炎时 CK 高他记住了），那我心脏是不是出了问题啊？可是他没有相应的临床症状，比如感觉胸闷憋气、心前区压榨样疼痛等。面对疑惑，高先生放心不下，后来又去做了心电图检查，显示一切正常。

序号	检验项目	结果	提示	单位	参考区间	序号	检验项目	结果	提示	单位	参考区间
1	*K 钾	3.88		mmol/L	3.5~5.5	21	*LDH 乳酸脱氢酶	185		U/L	131~248
2	*NA 钠	141.0		mmol/L	135~145	22	HCRP 高敏CRP	2.2		mg/L	0~3
3	*CL 氯	106.0		mmol/L	96~110	23	LPA 脂蛋白a	20.2		mg/dl	0~30
4	*CA 钙	2.51		mmol/L	2.1~2.6	24	CO2CP CO2结合力	27		mmol/L	22~32
5	*PHOS 无机磷	1.11		mmol/L	0.9~1.6	25	*TG 甘油三酯	1.14		mmol/L	0.56~1.7
6	*GLU 葡萄糖	5.38		mmol/L	3.9~6.1	26	*CHOL 总胆固醇	4.96		mmol/L	2.1~5.17
7	*BUN 尿素氮	5.3		mmol/L	1.9~7.2	27	LDL-C 低密度脂蛋白胆固醇	3.17		mmol/L	正常人<3.37; CVD高危<2.59;
8	*CREA 肌酐(酶法)	76.8		umol/L	53~106						
9	*URIC 尿酸	380.1		umol/L	150~420	28	HDL-C 高密度脂蛋白胆固醇	1.18		mmol/L	1.04~1.6
10	*TP 总蛋白	75.3		g/L	60~82	29	*AFP 甲胎蛋白	1.73		ng/ml	0~20
11	*ALB 白蛋白	50.5		g/L	35~52	30	*CEA 癌胚抗原	1.15		ng/ml	0~5
12	*TBIL 总胆红素	26.4		umol/L	5.1~34	31	FT3 游离T3	6.07		pmol/L	3~6.5
13	DBIL 直接胆红素	4.0		umol/L	0~8	32	FT4 游离T4	11.87		pmol/L	7.5~15
14	TBA 总胆汁酸	1.1		umol/L	0~10	33	TSH 促甲状腺激素	1.780		mIU/L	成年人0.40-6.00; 孕早期0.10-3.34; 孕中期0.15-3.83
15	*ALT 丙氨酸转移酶	12		U/L	5~40						
16	*AST 天冬氨酸转移酶	19		U/L	5~40						
17	*ALP 碱性磷酸酶	75		U/L	40~150						
18	*GGT γ-谷氨酰转移酶	14		U/L	5~50						
19	*CK 肌酸激酶	230	↑	U/L	38~174						
20	CKMB 肌酸激酶同工酶MB	7		U/L	0~25						

图 3-3-1 肌酸激酶（CK）数值化验单

那为什么CK值会升高呢？经询问，原来高先生是个非常热爱运动的人。昨天参加了一场长跑比赛，今天就来医院做体检。原来"幕后黑手"就是这"长跑"。医生建议高先生若还是担心，可于一周后复检。一般来说，过度运动导致的CK升高一周后即可降至正常水平。

专家点评

肌酸激酶（CK）在人体组织分布广泛，以骨骼肌、心肌、平滑肌含量为最丰富，其次是脑组织，胃肠道、肺和肾内含量较少。正因为其分布广泛，所以CK升高不能就确定一定是心脏出了问题。若怀疑心脏问题，可加做心电图和心肌损伤特异性指标——肌钙蛋白T或肌钙蛋白I，同时一定请临床医生诊断。

影响CK升高的因素有生理性、病理性两种：

（1）生理性的升高：例如上面案例中的剧烈运动。运动后可导致骨骼肌释放CK，使得血中CK明显增高，且运动越剧烈、时间越长，CK升高越明显。新生儿血清CK活性也高于参考区间。

（2）病理性的升高：有大家熟知的心肌梗死、病毒性心肌炎等，其他疾病如皮肌炎、肌营养不良、脑血管意外等。

　　与检测 CK 一样，临床上有很多项目的指标其实都是非特异性的，就是这个指标和某一种疾病不对等！此指标升高不能判定一定是某种疾病。比如我们书中讲到的碱性磷酸酶（ALP）、肿瘤标志物等。遇到这些指标异常时，我们需要做的就是，按照医生的要求，留取合格的标本；分析结果的时候，请教临床医生，别自己吓自己。

案例四

空腹血糖正常就远离糖尿病了吗

案例经过

　　53 岁的肖先生平常身体还不错，每年坚持体检，空腹血糖也都一直在正常范围内（图 3-4-1）。近半年来，肖先生出现不明原因的消瘦，体重下降 10 斤，于是来到医院就诊。医生根据肖先生的描述和症状，建议检查糖化血红蛋白和餐后两小时血糖。肖先生起先觉得很疑惑，因为他体检空腹血糖一直很正常啊，怎么还有可能得了糖尿病呢？

检查结果出来，显示餐后两小时血糖 11.2mmol/L（图 3-4-2），糖化血红蛋白 6.7%（图 3-4-3）。敲黑板划重点啦，空腹血糖正常，没有明显症状，不代表就一定没有糖尿病。

序号	检验项目	结果	提示	单位	参考区间
1	GLU0 空腹血糖	4.93		mmol/L	3.9—6.1

图 3-4-1　肖先生空腹血糖数值

序号	检验项目	结果	提示	单位	参考区间
1	GLU2 餐后二小时血糖	11.61	↑	mmol/L	3.9—7.8

图 3-4-2　肖先生餐后两小时血糖数值

序号	检验项目	结果	提示	单位	参考区间
1	糖化血红蛋白-NGSP	6.70	↑	%	4.1—6.5

图 3-4-3　肖先生糖化血红蛋白结果

专家点评

有数据显示，只查空腹血糖会造成一半的糖尿病和 70% 的糖尿病前期（糖尿病前期是介于正常血糖和糖尿病之间的一种状态，被认为是糖尿病的必经阶段，是糖尿病的预警信号）被漏诊（图 3-4-4）。这很大程度上是由于在糖尿病前期阶段，"三多一少"（多饮、多食、多尿、体重减少）的典型症状还不明显，此时空腹血糖也变化不大，只是反映餐后两小时血糖的糖耐量受损。

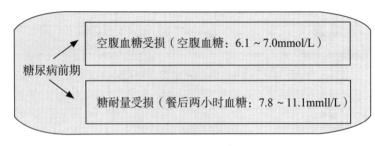

图 3-4-4　糖尿病前期

我国人群中血糖异常的一个特点就是：有些人空腹血糖正常，但反映餐后两小时血糖升高的糖耐量受损。因此，常规体检只检查空腹血糖会使得一部分处于糖尿病前期的人群漏诊。

糖尿病的高危人群：年龄 ≥ 45 岁；体重指数（BMI）≥ 24 者，BMI= 体重（kg）/ 身高（米）的平方；有糖尿病家族史者；高密度脂蛋白胆固醇（HDL）降低者；常年不参加体力活动者（如久坐人群）等。

对高危人群筛查餐后两小时的血糖检测和糖化血红蛋白的检测具有重要意义。糖化血红蛋白能够反映采血前 2～3 个月的平均血糖水平。

需要提醒大家的是，当糖耐量减低，空腹血糖调节受损时，只要注意饮食、加强锻炼，是可以有机会从糖尿病边缘回到正常的。

糖尿病前期是可逆的！

案例五

空腹血糖高就是"糖友"吗

案例经过

李先生近来一段时间消瘦，偶尔还会感到心慌、脾气也变得有些暴躁，他担心自己患了糖尿病。于是李先生来医院内分泌科挂号检查。医生建议他做甲状腺激素检查和血糖方面检查。报告单显示游离 T3、T4 升高，促甲状腺激素（TSH）降低（图 3-5-1），确诊为甲亢。空腹血糖升高至 6.5mmol/L，餐后两小时血糖正常。李先生担心地问："空腹血糖升高，是不是就意味着我得糖尿病了？"医生解释说空腹血糖的升高可能是由甲状腺功能亢进（甲亢）引起的。所以要先治疗甲亢。

序号	检验项目	结果	提示	单位	参考区间
1	TBG 甲状腺球蛋白	50.00		ng/ml	1.59－50.03
2	TT3 总T3	2.00		nmol/L	1.33－2.64
3	TT4 总T4	85.00		nmol/L	75－150
4	FT3 游离T3	7.80	↑	pmol/L	3－6.5
5	FT4 游离T4	17.00	↑	pmol/L	7.5－15
6	TSH 促甲状腺激素	0.050	↓	mIU/L	成年人0.40－6.00; 孕早期0.10－3.34; 孕中期0.15－3.83;
7	TGAB 甲状腺球蛋白抗体	3.00		IU/mL	0－4
8	TMA 甲状腺微粒体抗体	5.00		IU/mL	0－9
9	PTHJK 甲状旁腺激素	19.00		pg/ml	12－88

图 3-5-1　李先生甲状腺激素报告单

专家点评

测定空腹血糖需要非常严格的条件，隔夜空腹即至少 8～12 小时未进任何食物（饮水除外）。空腹血糖升高常见于下面两个原因：①生理性增高：情绪紧张时、剧烈运动后、应激状态等；②病理性增高：各型糖尿病、甲状腺功能亢进、慢性胰腺炎、心肌梗死、肾上腺功能亢进。

所以空腹血糖升高不一定是糖尿病，它既可能是糖尿病前期的一个危险信号，也可能是由以下原因引起：①肝功能异常：由于肝炎、肝硬化等疾病的存在，会引起患者肝糖原储备的增加，最终导致其出现血糖一过性升高。②甲状腺疾病：比如说甲亢，研究表明，甲亢患者常伴有糖耐量减低，糖尿病发生率明显增高。因此治疗甲状腺疾病的时候要关注血糖，必要时可同时降糖治疗。③应激状态：当身体突发如剧烈疼痛、感染、颅内出血、外伤等，此时身体会处于一个应激状态，血糖会出现增高的情况。④药物影响：如激素类药物、口服避孕药等可引起血糖升高。

小贴士

目前我国慢性病及其危险因素监测显示，18岁及以上人群糖尿病患病率为10.4%。有空腹血糖升高或糖耐量受损时，大家一定不要大意，要找医生及早排除一些疾病的影响。

长个子带来的"困扰"

案例经过

12岁的小胖马上要升中学了，妈妈带他来医院做入校体检。小胖的大部分报告单结果都在参考区间内，只有肝功的报告单显示碱性磷酸酶（ALP）升高为180U/L（参考区间45～125U/L，图3-6-1），肝功能其他项目的结果都正常。小胖的妈妈就很担心是不是孩子肝脏有问题啊，可是小胖也没有其他不舒服的地方，于是带着小胖到检验科咨询。只有ALP升高要如何解释呢？这是否意味着患有什么疾病呢？

序号	检验项目	结果	提示	单位	参考区间
1	*TBIL 总胆红素	10.0		umol/L	0.0－23.0
2	DBIL 直接胆红素	2.0		umol/L	0.0－8.0
3	TBA 总胆汁酸	5.0		umol/L	0－10
4	*ALT 丙氨酸转移酶	26		U/L	9－50
5	*AST 天冬氨酸转移酶	24		U/L	15－40
6	*ALP 碱性磷酸酶	180	↑	U/L	45－125
7	*GGT γ-谷氨酰转移酶	15		U/L	10－60
8	PAB 前白蛋白	19.0		mg/dl	18－40

图3-6-1 肝功报告单

专家点评

碱性磷酸酶（ALP）广泛分布于肝脏、骨骼、肠和胎盘等组织，并且经肝脏向胆外排出。其单独升高没有什么特异性，可能来源于肝脏以外的组织。

本案例中，医生说小胖这份肝功能的检验结果是正常的，这是考虑到年龄因素。孩子的 ALP 升高不是因为肝脏损伤因素引起的，而是由于小孩正处于生长发育期，骨骼发育加快致使骨源性的 ALP 合成增多，释放到血液中，因而检测肝功能时仅有 ALP 升高。如果同时伴有其他指标如转氨酶、胆红素都明显升高，那就要怀疑是肝脏出了问题！

遗憾的是，我们目前没有全国通用的儿童 ALP 参考区间，主要是很难获得健康儿童的血液，目前国家正在进行一项国家专项课题，制定儿童的检测项目参考区间，期待不久的将来能够公布。

当然，对这种生长发育期的 ALP 升高，实验室可通过检测骨源性 ALP 进行进一步判断。

案例七

采血管颜色奥秘多

案例经过

在去年 5 月份左右，实验室出现了一份结果十分异常的生化报告。报告显示 Ca^{2+}、Mg^{2+} 浓度为 0，而 K^+ 的结果又异常高，其他离子浓度也正常（图 3-7-1），这是一份不合常理的结果，绝对不能发出去。这时有经验的同事立刻怀疑是样本采集出了问题，经查询证实了同事的猜测。原来是对患者采血时难抽，护士采集的生化管血量不够，于是从血常规紫帽管中倒出一部分混入了生化标本管中，从而出现了上述检测结果。

序号	检验项目	结果	提示	单位	参考区间	序号	检验项目	结果	提示	单位	参考区间
1	*K 钾	52.73	↑	mmol/L	3.5~5.5	21	CKMB 肌酸激酶同工酶MB	23		U/L	0~25
2	*NA 钠	144.0		mmol/L	135~145	22	*LDH 乳酸脱氢酶	199		U/L	131~248
3	*CL 氯	99.0		mmol/L	98~110	23	HCRP 高敏CRP	2.0		mg/L	0~3
4	*CA 钙	0.00	↓	mmol/L	2.1~2.6	24	LPA 脂蛋白a	26.0		mg/dl	0~30
5	MG 镁	0.00	↓	mmol/L	0.7~1.1	25	CO2CP CO2结合力	29		mmol/L	22~32
6	*PHOS 无机磷	1.20		mmol/L	0.9~1.6						
7	*GLU 葡萄糖	4.00		mmol/L	3.9~6.1						
8	*BUN 尿素氮	6.0		mmol/L	1.9~7.2						
9	*CREA 肌酐(酶法)	86.0		umol/L	53~106						
10	*URIC 尿酸	155.0		umol/L	150~420						
11	*TP 总蛋白	77.0		g/L	60~82						
12	*ALB 白蛋白	44.0		g/L	35~52						
13	*TBIL 总胆红素	32.0		umol/L	5.1~34						
14	DBIL 直接胆红素	6.0		umol/L	0~6.8						
15	TBA 总胆汁酸	8.0		umol/L	0~10						
16	*ALT 丙氨酸转移酶	8		U/L	5~40						
17	*AST 天冬氨酸转移酶	6		U/L	5~40						
18	*ALP 碱性磷酸酶	144		U/L	40~150						
19	*GGT γ-谷氨酰转移酶	42		U/L	5~50						
20	*CK 肌酸激酶	167		U/L	38~174						

检验评语：

图 3-7-1　结果异常的一份生化化验单

专家点评

临床中不同颜色管子做不同的检验项目,不能混用!

不同颜色的管中有不同的抗凝剂,适用于不同的项目检测。这在全世界已经达成通用标准。紫管用于血常规,红管和黄管采集血清,绿管采集血浆均做生化项目。如果使用错误,将会对结果造成影响。

在这个案例中,因为血常规紫管中有 $EDTAK_2$ 的抗凝剂,抗凝作用是通过 EDTA 和 Mg^{2+}、Ca^{2+} 结合后形成螯合物,而螯合的 Mg^{2+}、Ca^{2+} 不能被检测出,所以待检标本中 Ca^{2+}、Mg^{2+} 浓度减少,结果似乎是血钙严重降低。另外,由于抗凝剂中含有的物质 K^+ 溶解于人血样中,造成标本中的 K^+ 检测结果偏高,使结果产生较大的误差,不符合临床表现。

不同颜色采集管有不同的抗凝剂,采完血后不能互相倾倒。本例中血常规紫帽管的血倒入黄帽管检测生化项目,结果就使得本身正常的血钾异常升高。

案例八

肌酐检测有玄机——
小药物之大影响

案例经过

　　李老太，一位 65 岁女性患者，确诊 2 型糖尿病 15 年，蛋白尿 7 年，血肌酐升高 4 年。一直规律随访，肾功能相对稳定，血肌酐升高波动在 230umol/L 左右，尿素氮（BUN）波动在 19.4mmol/L 左右。两个月前肌酐突然降到 156umol/L（图 3-8-1），而 BUN 与之前变化不大，为 20.4mmol/L，昨日常规复查肌酐 254.2umol/L（图 3-8-2）。该患者的主管临床医师拿着化验单找到生化室，质疑结果："为什么之前肌酐水平一直稳定，两个月前突然降低那么多，昨天检查就又升高到 254.2umol/L 呢？"

　　检验室老师了解到患者有十多年糖尿病史，且有手脚麻木，估计眼底病变也逃不了干系，故问临床医师："这个患者最近是不是有眼睛不舒服，看过眼科吗？""有，5 个月前因为看不清东西，去眼科看了确诊是糖尿病引起的，大夫给患者开了一些滴眼剂。""那还有服药吗？用过药物羟苯磺酸钙胶囊吗？"检验师继续提问。临床医师说，"对，医生也开了多贝斯，这个患者吃了一个多月，半个月前药吃完了，自行就停药了。""恩，那找到肌酐不稳的原因了。"

序号	检验项目	结果	提示	单位	参考区间
1	*GLU 葡萄糖	8.23	↑	mmol/L	3.9−6.1
2	*BUN 尿素氮	20.4	↑	mmol/L	3.1−8.8
3	*CREA 肌酐(酶法)	156.0	↑	umol/L	41−81
4	*URIC 尿酸	328.0		umol/L	90−360
5	*TP 总蛋白	70.2		q/L	65−85
6	*ALB 白蛋白	46.3		q/L	40−55
7	*TBIL 总胆红素	8.2		umol/L	0.0−23.0
8	DBIL 直接胆红素	3.5		umol/L	0.0−8.0
9	TBA 总胆汁酸	9.1		umol/L	0−10
10	*ALT 丙氨酸转移酶	35		U/L	7−40
11	*AST 天冬氨酸转移酶	32		U/L	13−35
12	*ALP 碱性磷酸酶	124		U/L	50−135
13	*GGT γ-谷氨酰转移酶	42		U/L	7−45
14	PAB 前白蛋白	16.8	↓	mq/dl	18−40
15	*TG 甘油三酯	1.76	↑	mmol/L	0.56−1.7
16	*CHOL 总胆固醇	5.63	↑	mmol/L	2.1−5.17
17	LDL-C 低密度脂蛋白胆固醇	3.89		mmol/L	正常人<3.37; CVD高危<2.59
18	HDL-C 高密度脂蛋白胆固醇	1.12		mmol/L	1.04−1.6
19	CRP C-反应蛋白	3.50		mq/L	0−8

图 3-8-1　生化检测报告单

序号	检验项目	结果	提示	单位	参考区间
1	*GLU 葡萄糖	8.20	↑	mmol/L	3.9−6.1
2	*BUN 尿素氮	20.1	↑	mmol/L	1.9−7.2
3	*CREA 肌酐(酶法)	254.2	↑	umol/L	44−97
4	*URIC 尿酸	351.0		umol/L	90−360
5	CO2CP CO2结合力	26		mmol/L	22−32

图 3-8-2　肌酐、尿素氮检测报告单

专家点评

肌酐是检测肾功能的重要指标，它的测定方法主要有酶法和苦味酸法，酶法干扰因素很多。目前有的化验单上会标注肌酐的测定方法。

大多数医院采用酶法检测血清肌酐，而羟苯磺酸钙的还原性对此法有严重负干扰，会造成结果假性减低。羟苯磺酸钙能使酶法检测肌酐的值下降一倍左右，与尿素氮（BUN）变化不平行。

多贝斯（羟苯磺酸钙）作为改善微循环的血管保护药，常用于治疗糖尿病视网膜病变、糖尿病肾病，还有其他原因所致的慢性肾功能衰竭及冠心病等疾病。

看化验单时还要注意前后比较。当慢性肾功能不全患者例如李老太，平时查肾功能稳定在一定水平，如果突然出现肌酐明显下降，一定要看看有无检测方面的影响。对服用药物多贝斯期间出现肌酐明显下降，其他指标如尿素氮（BUN）等无明显好转，要考虑到可能是药物导致检测值的假性降低。可以换一种检测方法如苦味酸法来测定肌酐，以免耽误肾功能不全的治疗。

鉴于酶法检测肌酐受羟苯磺酸钙干扰，在此提醒临床医生在送检血肌酐时，应关注患者是否服用含羟苯磺酸钙的药物，并应结合血尿素氮（BUN）检测结果综合判断病情。这是一个药物影响检测结果的经典案例，值得大家注意。患者在看病做检查的时候，也要主动和医生交流，告诉自己是否吃过什么药，或者最近正在接受什么治疗。只有让医生充分了解到各方面的信息，才能更好地完成整个就医过程，得到比较准确的检查结果和诊断。

酶法测定肌酐方法受羟苯磺酸钙影响！

尿蛋白和尿微量白蛋白
不是一回事

案例经过

　　李老师，62岁，是个退休的教师，每次体检尿常规都正常，尿蛋白都是阴性。2018年在体检时增加了一项——尿微量白蛋白/肌酐，结果李老师的尿微量白蛋白升高，比值也增高（图3-9-1），吓他一跳，回头看自己的尿常规仍然正常（图3-9-2），究竟是咋回事呢？他急忙来到检验科咨询。工作人员给他耐心解释，尿微量白蛋白是一个早期肾功能敏感指标，尤其是有高血压病史的老人，医生建议定期监测。

序号	检验项目	结果	提示	单位	参考区间
1	*CREA 肌酐(酶法)	7198.0		umol/L	
2	ACR 尿微白/肌酐	44.71	↑	mg/g肌酐	0—30
3	UMA 尿微量白蛋白	3.64	↑	mg/dl	0—1.9

图 3-9-1　尿微量白蛋白化验单

序号	检验项目	结果	提示	单位	参考区间
1	24HNL 24H尿量	1.50		L	
2	24HNUPR 24H尿总蛋白	139.50		mg/24h尿	20—141

图 3-9-2　尿总蛋白化验单

专家点评

尿蛋白是肾脏功能的监测指标！尿微量蛋白检测更能反映早期肾功能的损害！因尿常规中白蛋白不敏感，尿微量白蛋白与尿微量白蛋白/肌酐（ACR），才是早期肾功能监测指标！

目前检验科开展尿蛋白的项目包括尿常规、尿微量白蛋白/肌酐（ACR）和24小时尿蛋白定量。ACR是肾功能损害的最敏感指标之一，比血清肌酐测定要敏感很多。建议对体检人群增加此项，将大大增加早期肾损伤的检出率。

尿常规中蛋白检测是检测尿液中的白蛋白。正常人尿液中白蛋白的含量小于20mg/L。当尿中白蛋白 > 200mg/L 时，尿常规测试尿蛋白阳性（＋），此时证明机体已有大量白蛋白漏出；而当尿白蛋白含量在20～200mg/L 时，尿常规中尿蛋白往往显示的是阴性（－），也就是尿常规很难检测出含量低的白蛋白，此时的肾脏损伤是可以逆转的，如治疗及时，尚可彻底修复肾小球、消除蛋白尿。因此，尿微量白蛋白的检测就显得尤为重要。即使尿常规中白蛋白阴性，糖友们也不可高枕无忧，一定确认尿微量白蛋白/肌酐（ACR）正常才可放心，因为糖尿病肾病最早的临床表现就是微量白蛋白尿。

　　确诊为糖尿病和高血压的患者应定期监测尿ACR，只需随机单次测尿标本即可，非常方便。如尿ACR结果异常，则应在 3 个月内重复检测以明确诊断；如 3 个月内 3 次检测中，有 2 次升高就意味着肾脏已经有损伤，可能是高血压或糖尿病肾病；而如果 3 次检测尿 ACR 均为阴性，就可以改为半年检测一次。

　　当尿常规中尿蛋白定性阳性后，应当做 24 小时尿蛋白定量检测以了解病情的轻重。需要准确量取 24 小时尿。24 小时尿的留取方法：可选择早 6 点时将尿液排出弃去，这以后的尿液全部收集于一个大容器内至第 2 天早 6 点，混匀，并准确量取尿量后进行检测。

案例十

肝功正常不代表肝脏正常

案例经过

　　56 岁的周先生近日被确诊为肝癌晚期。周先生百思不得其解。因为自己每年都坚持体检，体检一直显示肝功能正常（图3-10-1），没有异常箭头。但是现在突然被确诊为肝癌晚期，实在让人无法接受。那这一切到底是如何发生的呢？"狡猾"的肝癌是如何逃脱每年体检的监控呢？

原因就在于人体的肝脏实在是太"顽强"、太"尽心尽力"地服务了。肝脏是具有十分强大的代偿功能的器官，只要剩下1/3的肝细胞还能正常运转，肝脏代谢就不会显示异常，其实这时的肝脏已经出了问题！

序号	检验项目	结果	提示	单位	参考区间
1	*K 钾	5.00		mmol/L	3.5~5.3
2	*NA 钠	139.0		mmol/L	137~147
3	*CL 氯	100.0		mmol/L	99~110
4	*CA 钙	2.20		mmol/L	2.11~2.52
5	*PHOS 无机磷	0.90		mmol/L	0.85~1.51
6	*GLU 葡萄糖	5.00		mmol/L	3.9~6.1
7	*BUN 尿素氮	5.0		mmol/L	3.1~8
8	*CREA 肌酐(酶法)	66.0		umol/L	57~97
9	*URIC 尿酸	160.0		umol/L	150~420
10	*TP 总蛋白	66.0		g/L	65~85
11	*ALB 白蛋白	45.0		g/L	40~55
12	*TBIL 总胆红素	5.0		umol/L	0.0~23.0
13	DBIL 直接胆红素	1.0		umol/L	0.0~8.0
14	TBA 总胆汁酸	5.0		umol/L	0~10
15	*ALT 丙氨酸转移酶	23		U/L	9~50
16	*AST 天冬氨酸转移酶	26		U/L	15~40
17	*ALP 碱性磷酸酶	55		U/L	45~125
18	*GGT γ-谷氨酰转移酶	16		U/L	10~60
19	*CK 肌酸激酶	56		U/L	50~310
20	CKMB 肌酸激酶同工酶MB	2		U/L	0~25
21	*LDH 乳酸脱氢酶	130		U/L	120~250
22	HCRP 高敏CRP	2.0		mg/L	0~3
23	LPA 脂蛋白a	24.0		mg/dl	0~30
24	CO2CP CO2结合力	25		mmol/L	22~32

图3-10-1 肝功能检查报告单

专家点评

如果说肝功能正常不代表肝脏正常，那为什么做肝功能检查呢？

对于大部分普通人，没有肝炎病史，也不属于高危人群，肝功检查可以帮我们评估自己的肝脏健康状况。肝功能检查正常时，一般就不必再花更多的钱去做其他检查。

肝癌的高危人群包括有慢性肝炎感染人群、有家族史人群以及肥胖、糖尿病、酗酒人群。针对此类高危人群，要求进行定期的筛查和体检，检查项目主要有影像学检查（B超），还要抽血检查肝功、肿瘤标志物（如甲胎蛋白）、肝炎病毒检测等，以上检查能够将早期肝癌筛查出来。肝癌已成为严重威胁我国人民健康和生命的疾病。更为糟糕的是，由于酗酒、肥胖和肝炎感染，肝癌的发病率还有上升的趋势。

需要注意的是，常规肝功能检查只能间接反映肝脏功能状态，并不能反映肝脏形态变化。因此无法完全判断肝硬化情况、癌症情况等。这些需要另外的影像学检查。

人体经过这长久的进化，在很大程度上已经有了适应各种"恶劣环境"的能力。自身器官、组织有很强的代偿能力来维持身体的运转，例如，肝脏、肾脏，所以当这两个器官出现问题，并出现临床症状时，往往病情已经比较严重，因此人们要密切关注自己的身体。临床上，医生们也在努力寻找更灵敏的指标来发现这些器官功能的变化。

总而言之，有些化验单指标正常不代表没病！

案例十一

D- 二聚体高不等于体内有血栓

案例经过

李阿姨，女，65 岁，昨天体检的结果显示 D- 二聚体升高，检测结果是 5.82mg/L FEU（参考区间< 0.55mg/L，图 3-11-1），但李阿姨没有临床血栓指征。因此，李阿姨就到检验科来问原因，难道是做错了吗？

检验师立即找出原血重新检测，结果还是 5.82mg/L FEU，查询昨天 D- 二聚体的室内质控很好，问过李阿姨的病情后，得知她是一个类风湿关节炎的患者，类风湿因子检测结果 823.00IU/ml（参考区间

< 20IU/ml），心中已明白了原因。于是将李阿姨的血标本用另一种方法检测 D- 二聚体，结果显示为 0.45mg/L。两次结果，相差悬殊，这到底是为什么呢？

原来是类风湿因子会导致结果假阳性。那么问题来了，用另一种方法做的检查结果却在正常参考区间内，这个结果靠谱吗？当然靠谱！因为这次的检测试剂有一个强大的功能，它可以封闭类风湿因子等一系列非特异性抗体，排除了其对检测结果的影响。所以，复测的结果是准确的，即李阿姨的 D- 二聚体的数值应该是 0.45mg/L。

序号	检验项目	结果	提示	单位	参考区间
1	PT 凝血酶原时间	13.5		秒	10.5～15
2	PT% PT活动度	74.3		%	70～130
3	INR 国际标准化比值	1.160			0.8～1.2
4	APTT 活化部分凝血活酶时间	31.5		秒	21～35
5	TT 凝血酶时间	16.9		秒	14～21
6	FIB 纤维蛋白原	2.51		g/L	2～4
7	FDP 纤维蛋白（原）降解产物	1.33		ug/mL	0～5
8	D-D D-二聚体	5.82	↑	mg/L FEU	0～0.55

图 3-11-1　D- 二聚体检测化验单

专家点评

D- 二聚体检测受到很多因素影响！其结果为阴性时，临床意义很大，能够排除深静脉血栓等相关疾病。但是阳性结果意义不大，因为其检测受到很多因素的影响，如脂血、纤维蛋白原过高、类风湿因子及药物影响等。

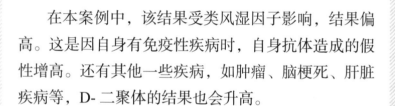

阴性预测价值大！D-二聚体不高，就一定没有深静脉血栓等栓塞问题！

在本案例中，该结果受类风湿因子影响，结果偏高。这是因自身有免疫性疾病时，自身抗体造成的假性增高。还有其他一些疾病，如肿瘤、脑梗死、肝脏疾病等，D-二聚体的结果也会升高。

案例十二

两次 HBV-DNA 结果差异大，要相信哪个

案例经过

一位男性患者因恶心腹胀在医院就诊，临床化验

结果提示此患者乙型肝炎病毒表面抗原（HBsAg）、乙型肝炎病毒 e 抗原（HBeAg）及乙型肝炎病毒核心抗体（抗 HBc）阳性，医生确诊为乙型肝炎"大三阳"（图 3-12-1）。

序号	检验项目	结果	提示	单位	参考区间
1	*乙型肝炎表面抗原(发光法)	阳性>250.00	+		0-0.05
2	*乙型肝炎表面抗体(发光法)	阴性0.05			0-10
3	乙型肝炎e抗原(发光法)	阳性1512.44	+		阴性<1
4	乙型肝炎e抗体(发光法)	阴性43.46			阴性>1
5	乙型肝炎核心抗体(发光法)	阳性7.49	+		阴性<1
6	乙肝病毒前S1抗原(ELISA)	阳性	+		阴性

图 3-12-1　乙肝检测化验单

医生进一步给患者做乙型肝炎病毒核糖核酸（HBV-DNA）定量检测，结果为 7.72×10^4 IU/ml（图 3-12-2）。确诊后该患者回到当地传染病医院进行治疗，治疗前专科医生再次进行了第二次乙型肝炎核糖核酸（HBV-DNA）定量检测，结果提示 HBV-DNA 为 1.43×10^4 IU/ml（图 3-12-3）。患者感到很疑惑，一个月之内不同医院检查结果相差怎么这么多？是不是哪家医院做的结果不准呢？

序号	检验项目	结果	提示	单位	参考区间	检测方法
1	乙型肝炎病毒核酸检测	7.72E+04	↑	IU/mL	<100	荧光定量PCR

图 3-12-2　乙型肝炎病毒核酸检测化验单

序号	检验项目	结果	提示	单位	参考区间	检测方法
1	乙型肝炎病毒核酸检测	1.43E+04	↑	IU/mL	<100	荧光定量PCR

图 3-12-3　乙型肝炎病毒核酸检测化验单

专家点评

国内多数三级医院都开展了乙型肝炎病毒核酸（HBV-DNA）定量测定，即对每毫升血清中乙肝病毒数量进行计算。但是对同一患者、同一份血样、同一个临床实验室连续做两次 HBV-DNA 定量检测，结果都会有差异，这和一般常规检验项目有所不同，容易引起患者的疑虑。

常规实验室的 HBV-DNA 定量检测技术不是直接检测乙型肝炎病毒的数量，而是通过标本和一个参照值比对来进行定量，属于相对定量。这个参照值受到各种因素的影响，如不同试剂、仪器、反应时的条件等，每次测试参照值都会有变化导致结果差异，当然参照值的变化是被控制在一定合理范围内的，否则结果将不可靠。

目前最先进检测技术是可以对血清中的 HBV-DNA 进行绝对定量的，绝对定量就可以保证每次检查结果都一样，如数字 PCR 技术，但这些技术成本较高而且操作复杂。

事实上，临床对 HBV-DNA 的核酸数值并不需要特别精确，临床划分 HBV-DNA 数量的高低是按数量级来进行的，也就是说核酸分子检测中只要两次结果差异不超过 10 倍，数量级不变化，临床就认为没有变化。若 < 10^2IU/ml，临床认为血清 HBV-DNA 数量检测不到，俗话就是阴性。临床对乙肝患者也是根据数量级来确定治疗方案的，因此两次结果看起来不一致，但是具体数值后面的数量级 10^4 一致，对临床来说也是一致的。另外值得一提是报告单位，HBV-DNA 定量检测单位有的医院用 copys/ml，在 2008 年亚太肝病会议上发表的新指南建议使用国际单位 IU/ml，$1IU/ml ≈ 5.6copys/ml$（拷贝数 /ml）。

案例十三

梅毒"假阳"吓死人

案例经过

67 岁的张大爷是位离休老干部，白内障手术前做感染免疫检测，结果"梅毒特异性抗体阳性"
（图 3-13-1 ）。

序号	检验项目	结果	提示	单位	参考区间
1	*乙型肝炎表面抗原(发光法)	阴性0.00			0-0.05
2	梅毒特异性抗体(发光法)	阳性6.94	+		0-1
3	HIV-P24抗原/抗体(发光法)	阳性0.10			0-1
4	*丙型肝炎抗体(发光法)	阴性0.14			0-1

检验评语：此结果仅供参考，建议进一步做梅毒组套试验，并结合临床表现综合判断。

图 3-13-1　感染免疫化验单

张大爷以为是得了梅毒，吓坏了。眼科医生也立
即请皮肤科会诊，并再次进行梅毒相关抗体的检测，
再次检查结果显示梅毒过筛实验阴性、梅毒螺旋体明
胶凝集试验阴性（图 3-13-2 ）。此外，医生又对患者
进行了全面的体检，均找不到任何可以支持梅毒诊断
的依据。张大爷没有任何不适症状，病史也没有外阴
溃疡或者皮肤红斑等，所以可能的解释就是梅毒特异
性抗体（发光法）结果是假阳性的，即体内不存在真
正的梅毒感染，但血清学反应呈阳性。

序号	检验项目	结果	提示	单位	参考区间
1	梅毒螺旋体明胶凝集试验	阴性			阴性
2	梅毒过筛实验(TRUST)	阴性			阴性

图 3-13-2　梅毒螺旋体检测化验单

专家点评

"梅毒特异性抗体阳性"不一定患了梅毒！一定要进行梅毒确证抗体检测且结合临床症状。

梅毒血清学抗体检测对诊断梅毒有一定作用。梅毒特异性抗体（CLIA/ELISA）是针对梅毒螺旋体的抗体，其特异性较高，但也存在一定假阳性，往往是方法学干扰；而梅毒过筛实验（TRUST 或 RPR）等是针对非梅毒螺旋体的抗体实验，无特异性，假阳性较高，老人尤其注意。凡是能够导致体内产生类脂质抗体的疾病，都能够使梅毒过筛实验（TRUST 或 RPR）检测产生阳性结果，如肿瘤、糖尿病、系统性红斑狼疮、肝硬化、自身免疫性溶血性贫血、风湿性心脏病等。

临床工作中发现老年人群梅毒抗体假阳性的情况并不少见，容易误诊，不但造成实验室工作人员和临床医生的困惑，对患者和家属也有一定伤害，甚至引起医疗纠纷。老年人由于身体机能衰退，免疫调节功能下降，容易产生一些自身抗体、嗜异性抗体、类风湿因子等物质，干扰试验结果。而根据 WS/T273-2018 梅毒诊断行业标准，梅毒诊断原则应根据流行病学史、临床表现及实验室检查等综合分析。梅毒血清学试验阳性，只提示检测样本中含有抗类脂抗体或抗 TP 抗体存在，但不能作为感染梅毒的确诊依据，阴性结果也不能排除梅毒感染的可能，应注意提醒患者定期复查，慎重作出判断，避免误诊。

生物学假阳性：事实上不存在梅毒感染，而是其他非技术性因素所产生的阳性反应，这种情况在"正常"的人群中发生率约为 1/4000。生物学假阳性反应分为急性和慢性：①急性就是指这个假阳性的持续时间很短，一般是在病情缓解后数周即转成阴性，病程很少大于半年，常见于风疹、传染性单核细胞增多症、传染性肝炎等。②慢性生物学假阳性持续时间往往达数月以上，甚至是数年，常见于系统性红斑狼疮、自家免疫性溶血性贫血、盘状红斑狼疮、结节性多动脉炎、类风湿关节炎、桥本氏甲状腺炎、风湿性心脏病、干燥综合征、毒品上瘾者、慢性肾炎、肝硬化、系统性硬化症等。

特别提醒各位，梅毒血清学实验的化验结果往往非常复杂且多变，建议大家一定要找专业医生作临床判断，千万不要自行草率下结论。

案例十四

艾滋病窗口期是"盲区"

案例经过

2009 年夏天，一位年轻的小伙子一直在检验科门口处徘徊，像是有什么困难需要求助。科室里的同事上前询问，得知小伙子约半个月前来医院做过艾滋病病毒抗体的检测，化验单显示艾滋病病毒抗体结果阴性（－）（图 3-14-1）。

序号	检验项目	结果	提示	单位	参考区间
1	*乙型肝炎表面抗原(发光法)	阴性0.04			0－0.05
2	梅毒特异性抗体(发光法)	阴性0.50			0－1
3	HIV-P24抗原/抗体(发光法)	阴性0.02			0－1
4	*丙型肝炎抗体(发光法)	阴性0.05			0－1

图 3-14-1　感染免疫化验单

但是他坦言自己在检测之前，曾有过高危行为，而且近来一直有不明原因的发热。他很是担心上次阴性结果是不是有问题。于是同事告知他，需要找大夫开单子再次采血检测艾滋病病毒抗体。这次实验室用雅培 i2000 化学发光法检测，结果显示 HIV 抗体待确定（图 3-14-2），于是再送往市疾控中心的艾滋病病毒抗体确证实验室检测，最后确诊阳性结果。

序号	检验项目	结果	提示	单位	参考区间
1	*乙型肝炎表面抗原(发光法)	阴性0.00			0~0.05
2	梅毒特异性抗体(发光法)	阴性0.10			0~1
3	HIV-P24抗原/抗体（初筛检测）	HIV抗体待确定			
4	*丙型肝炎抗体(发光法)	阴性0.07			0~1

图 3-14-2   感染免疫报告单

专家点评

首先要知道：所有的病毒感染机体后检测都有"窗口期"。窗口期即指病毒侵入人体到血液中产生足够量的、能用现有检测方法检出的这段时间。换句话说，从艾滋病病毒进入人体到血液产生足够量的、能用检测方法查出艾滋病病毒抗体之间的这段时期称为"窗口期"。

在"窗口期"检测不到相应的抗体，一是因为机体感染病毒后，抗体产生需要时间，通常为 2 周；二是因为抗体量不够，用现行方法不能够检测到，所以说，在窗口期虽检测不到艾滋病病毒抗体，不能下结论否定感染艾滋病病毒，需要经过一段时间复检。时间长短与感染的病毒有关。人群在高危行为后立即检测，很可能由于窗口期存在，结果为阴性，不能断定没有感染，而是需要密切随访观察。

另外，窗口期的长短随检测方法不同而异。目前我们检测方法灵敏度持续提高，已经发展到第四代艾滋病病毒抗体检测试剂，大大缩短检测窗口期，从 1 个月缩短为 2 周，对早期发现感染者有很重要的意义。初筛实验室检测 HIV 抗体为阳性结果，需要送确证实验室检测。确证结果有"阳性""阴性"和"不确定"，"不确定"还需要再随访观察一段时间。该青年存在高危行为，时间窗也刚好契合，1 个月后的复检结果未出所料，确证实验阳性结果。

强调一点，医院的检验科只是 HIV 初筛实验室，最终的结果需要送往市级疾控中心的 HIV 确证实验室检测。

案例十五

丙肝抗体阳性就是得了丙肝吗

案例经过

患者，男，65 岁，白内障手术前检测感染免疫八项。患者取到报告后发现："丙型肝炎抗体"阳性

（图 3-15-1）。他以为自己得了丙型肝炎，吓得来到检验科咨询。经了解，该患者无输血、献血史，无外伤史，无拔牙史，未接触过丙型肝炎病毒感染患者。

序号	检测项目	结果	提示	单位	参考区间
1	*乙型肝炎表面抗原(发光法)	阴性0.00			0-0.05
2	*乙型肝炎表面抗体(发光法)	阴性7.19			0-10
3	乙型肝炎e抗原(发光法)	阴性0.38			阴性<1
4	乙型肝炎e抗体(发光法)	阴性1.81			阴性>1
5	乙型肝炎核心抗体(发光法)	阴性0.44			阴性<1
6	梅毒特异性抗体(发光法)	阴性0.05			0-1
7	HIV-P24抗原/抗体(发光法)	阴性0.11			0-1
8	*丙型肝炎抗体(发光法)	阳性5.72	+		0-1

检验评语：此结果仅供参考，建议检测HCV-RNA，并结合临床表现综合判断。

图 3-15-1　感染免疫化验单

检验师考虑到该患者是老年人，丙肝抗体数值不高，可能是体内自身抗体与丙肝抗体检测试剂发生了非特异性结合反应，导致结果假阳性。

针对这种情况，检验师让他看了检验评语中的提示，"建议他进一步检测 HCV-RNA"，并结合临床表现（肝脏功能、B 超等）综合判断，以排除是否为丙型肝炎病毒感染。

经检查，丙肝核酸（HCV-RNA）检测结果显示该患者阴性（图 3-15-2），无丙型肝炎病毒复制证据。因此判断该患者为方法学引起的假阳性，无丙型肝炎病毒感染。

序号	检验项目	结果	提示	单位	参考区间	检测方法
1	丙型肝炎病毒核酸检测	<1000		IU/mL	<1000	

图 3-15-2　丙型肝炎病毒核酸检测化验单

专家点评

丙型肝炎诊断行业指南（WS213-2018）指出：依据流行病学史、临床表现、生化学检查以及丙肝抗体（抗 HCV）阳性结果做出临床诊断；依据丙肝核酸（HCV-RNA）阳性结果进行确诊。单独丙肝抗体阳性是不能够作为诊断依据的，抗 HCV 的化学发光法检测存在一些假阳性情况，可能是基因工程获得的抗原不纯，存在干扰。所以抗 HCV 只是个筛查实验，如果呈阳性，确诊需要检测 HCV-RNA。

抗丙肝抗体阳性在排除方法干扰以外，其意义就是曾经感染过丙肝病毒。丙肝抗体是丙肝病毒的标志性抗体，没有保护性，只要感染过不管是否治愈，几乎终生都是阳性，不能用于判断疗效和传染性的主要指标，建议进一步检查一下肝功和 HCV-RNA。

如果 HCV-RNA < 1.00E+3（1000），说明目前体内丙肝病毒核酸已经检测不出来，即使丙肝抗体阳性的，也只是说明既往感染过丙肝病毒，目前已经痊

愈，已经没有传染性了。在肝功和 B 超正常的情况下，不用进行任何治疗，也没有传染性。如果丙肝抗体阳性时，HCV-RNA 是阳性的，即 > 1.00E+3（1000），临床需要马上治疗。

案例十六

CA125 高就一定是卵巢癌吗

案例经过

王女士今年 40 岁，来医院验血，查肿瘤标志物 5 项。结果显示仅 CA125 单项高，160U/mL，（正常值是 0 ~ 35U/mL），其余的结果都在参考区间内（图 3-16-1）。王女士听人说 CA125 是卵巢癌的重要标志物之一，很担心自己是不是患上了卵巢癌。因此，她特地拿着化验单到检验科咨询，检验师耐心询问了她是否有妇科方面的疾病，告诉王女士，CA125 轻度升高，不一定就是得了卵巢癌，很多良性妇科疾病可能引起 CA125 升高，一般都不需要担心，当然也不能大意，建议咨询妇产科大夫。王女士坦言说自己有子宫内膜异位症，会不会是这个原因 CA125 才升高的呢？事实上，原因正是如此。

序号	检验项目	结果	提示	单位	参考区间
1	*AFP 甲胎蛋白	5.00		ng/ml	0~20
2	*CEA 癌胚抗原	1.00		ng/ml	0~5
3	CA199 CA-199	32.00		U/mL	0~37
4	CA153 CA-153	20.00		U/mL	0~25
5	CA125 CA-125	160.00	↑	U/mL	0~35

图 3-16-1 肿瘤标志物 5 项检测报告单

专家点评

一般来讲，CA125 是常见的肿瘤标志物。它的灵敏度较高，可在临床发现肿瘤复发转移之前数月就出现升高。但是它是非特异性的肿瘤标志物，也就是说它升高不一定就是得了肿瘤。有很多良性疾病及生理因素比如月经期都会导致其升高。一些妇科恶性肿瘤如卵巢癌、子宫内膜癌、宫颈癌时 CA125 升高，良性肿瘤中的子宫内膜异位症、腺肌症、异位妊娠等也可升高 CA125。除了这些妇科疾病，还有一些良性非妇科疾病如结核性胸膜炎、慢性阻塞性肺疾病、心力衰竭等都可见 CA125 升高。如果 CA125 轻度升高，且无相应的临床症状，一般都没有什么病理意义。建议定期复查即可。

不仅是 CA125，临床上的大多数肿瘤标志物都不是特异性的指标。如癌胚抗原（CEA）在吸烟人群会有一个升高，在解读这些检查结果时，一定要结合被检者的身体症状。如果是有相应的临床症状，高度怀疑患了某种癌症时，要进一步根据影像学、病理学等检查结果进行判断。当然很多时候我们也不能忽视 CA125 的升高，建议定期复查，监测它的变化是有意义的。如果不是持续升高，而是随着月经周期忽高忽低，多是妇科良性疾病引起。

注意：肿瘤标志物在排除良性疾病、动态监测、持续升高才有意义，目前筛查价值较大的肿瘤标志物有 AFP 和 PSA。

案例十七

与妊娠无关的 β-hCG 升高

案例经过

夏小姐由于突然肚子痛，并且有月经延迟，来医院妇产科挂了急诊。医生开了抽血查 β-hCG 的化验单，结果显示 57.26mIU/ml（参考区间 < 5mIU/ml，图 3-17-1）。这表明夏小姐这可能是怀孕了。

序号	检验项目	结果	提示	单位	参考区间
1	BHCG 人绒毛促性腺激素	57.26	↑	mIU/mL	0-5
2	BHCGYT 特异βHCG	<1000.00		mIU/mL	0-5

图 3-17-1　夏小姐化验单

一个月后，夏小姐又来医院做 B 超检查，但是完全看不到胚囊，也就是说 B 超显示夏小姐没有怀孕。夏小姐整个人有点懵了，这时又采血化验 β-hCG，结果正常（图 3-17-2）。这是怎么回事？到底有没有怀孕呢？

医生告诉夏小姐说，这种情况叫作"生化妊娠"。简单点来说，就是精子和卵子虽然结合成为了受精卵，但是这颗"种子"却没有在子宫这块"土壤"种植并存活下来。

序号	检验项目	结果	提示	单位	参考区间
1	BHCG 人绒毛促性腺激素	0.43		mIU/mL	0-5
2	BHCGYT 特异βHCG	0.43		mIU/mL	0-5

图 3-17-2　夏小姐化验单

专家点评

β-hCG 又叫人绒毛膜促性腺激素。一般在女性月经迟来一周或十多天时，通过检测尿液里或者血液里 hCG 的含量来考虑怀孕的可能性。孕初期 β-hCG 含量会随着时间逐渐翻倍，但是生化妊娠时 β-hCG 的值却只会下降，这说明胚胎出现问题了。

其实 β-hCG 升高，并不一定代表着怀孕，有可能是妇科肿瘤，这在已婚妇女中一定要警惕。如葡萄胎、绒毛膜上皮癌、胚胎细胞瘤、宫颈癌等肿瘤会造成 β-hCG 的升高。

临床上，也会遇到一些 β-hCG 假阳性的情况，比如：①血液中存在的一些干扰物质会造成假阳性的结果，最常见的是类风湿因子。当血清中存在高浓度的类风湿因子时，会使 β-hCG 出现假性增高。②再就是与 β-hCG 分子结构相似的一些酶类和细胞因子，也会造成假阳性，如转化生长因子、血小板源性生长因子等。

现在测定 β-hCG 的方法很多，有金标法、ELISA、放免法、发光法，各家厂商所用的抗体针对的抗原表位也不同，各种方法之间对干扰物质的抗干扰能力也不相同，都可能产生一些假阳性的结果。此外，还受方法学的限制，比如金标法相对于发光法，假阳性率就更高。

最重要的一点是，对于有无怀孕，不能仅靠检查 β-hCG 就下诊断，一定要结合患者的具体情况及其他辅助检查综合考虑。

案例十八

单纯甲状腺抗体升高怎么办

案例经过

这天，小王拿着化验单来检验科咨询有关甲状腺方面的检查结果。检验师接过化验单一看：甲状腺相关激素的检测结果都在参考区间内，只有甲状腺抗体 —— 抗甲状腺球蛋白抗体（TgAb）轻度升高（图 3-18-1）。小王不知道这样的结果代表着什么，担心自己身体出了问题。

序号	检验项目	结果	提示	单位	参考区间
1	TBG 甲状腺球蛋白	1.60		ng/ml	1.59～50.03
2	TT3 总T3	1.80		nmol/L	1.33～2.64
3	TT4 总T4	88.00		nmol/L	75～150
4	FT3 游离T3	5.00		pmol/L	3～6.5
5	FT4 游离T4	10.00		pmol/L	7.5～15
6	TSH 促甲状腺激素	5.000		mIU/L	成年人0.40～6.00; 孕早期0.10～3.34; 孕中期0.15～3.83
7	TGAB 甲状腺球蛋白抗体	8.00	↑	IU/mL	0～4
8	TMA 甲状腺微粒抗体	8.00		IU/mL	0～9
9	PTHJK 甲状旁腺激素	19.00		pg/ml	12～88

图 3-18-1　甲状腺激素检测报告单

专家点评

抗甲状腺球蛋白抗体（TgAb）是自身免疫性甲状腺疾病患者血清中的一种常见自身抗体，但对于甲状腺功能正常的人来说，仅甲状腺抗体升高也无须太过担心，不用惊慌，只要在医生的指导下定期复查甲状腺功能，做 B 超检查即可。

一般认为 TgAb 在正常人也有 5% 的阳性率。但是对于怀孕妇女，在怀孕早期查出甲状腺自身抗体如 TgAb 升高，一定要请内分泌大夫会诊，往往提示存在着自身免疫性甲状腺疾病或者桥本甲状腺炎的高风险。

自身免疫性疾病是指机体对自身抗原发生免疫反应而导致自身组织损害所引起的疾病。值得提出的是，自身抗体的存在与自身免疫性疾病并非两个等同的概念，自身抗体可存在于无自身免疫性疾病的正常人特别是老年人。另外，自身免疫性甲状腺病的女性患病率明显高于男性。

自身抗体低水平升高建议定期复检，不要大惊小怪！

案例十九

类风湿因子阳性不等于类风湿关节炎

案例经过

　　王爷爷因为全身关节疼，到当地医院检查，化验单显示类风湿因子（RF）阳性（图 3-19-1），医生怀疑可能是类风湿关节炎。但是王爷爷不放心，于是就又来到上级医院再次检查。这次医生看过病情后认为有骨性关节炎的可能，类风湿关节炎可能性不大，建议他再化验一下类风湿关节炎的其他指标。

　　王爷爷虽然对各种检查项目不是太了解，还是说出了心中的疑惑："为什么还要再化验类风湿关节炎的指标？类风湿因子阳性，是不是就一定是代表着患了类风湿关节炎呢？"。医生解释说："RF 阳性不一定是类风湿关节炎，很多其他疾病也会出现阳性，如要确诊，还要化验其他指标，如抗角蛋白抗体（AKA）、抗环瓜氨酸抗体（抗 CCP）以及 RF 定量。"王爷爷再次化验结果显示：AKA、抗 CCP 都是阴性（图 3-19-2），RF 定量是 31U/ml，正常范围是 0～20IU/ml（图 3-19-3）。建议随访。

序号	检验项目	结果	提示	单位	参考区间
1	CRP C-反应蛋白	1.00		mq/L	0~8
2	RF 类风湿因子	31.00	↑	IU/mL	0~20

图 3-19-1　类风湿因子检测化验单

序号	检验项目	结果	提示	单位	参考区间	检测方法
1	抗角蛋白抗体	阴性			阴性	间接免疫荧光

图 3-19-2　抗角蛋白抗体检测化验单

序号	检验项目	结果	提示	单位	参考区间	检测方法
1	抗环瓜氨酸肽抗体(CCP)	<25.0		U/mL	0~25	ELISA

图 3-19-3　抗环瓜氨酸抗体检测化验单

专家点评

　　类风湿因子（RF）是由于细菌、病毒等感染引起体内产生的以变性 IgG（一种抗体）为抗原的一种抗体，故又称抗抗体。类风湿因子有 IgM 型、IgG 型、IgA 型和 IgE 型。目前临床检测的是 IgM 型类风湿因子。

　　人体内普遍存在着类风湿因子，并起着一定的生理作用，如调解免疫、清除感染、清除体内循环免疫复合物等。类风湿因子参考区间 0～20IU/ml，类风湿因子的量超过参考区间时称类风湿因子阳性。即使类风湿因子阳性，也不能确定是类风湿关节炎；尤其是类风湿因子滴度不高时，更无确切诊断价值。某些自身免疫病，如冷球蛋白血症、进行性全身性硬化症、干燥综合征、系统性红斑狼疮等患者都有较高的阳性率；一些其他疾病如血管炎、肝病、慢性感染等也可出现 RF 阳性。

类风湿关节炎的诊断要结合相关的临床症状、实验室检查和影像学检查等进行综合判断。若有对称性小关节疼痛、肿胀、伴有晨僵，血沉明显增快，类风湿因子阳性，关节 X 片有骨侵蚀，需高度警惕类风湿关节炎，尽早到专科进行诊治。只要早期诊断、联合用药、功能锻炼，类风湿关节炎是可以缓解的。

案例二十

让女性害怕的人乳头瘤病毒（HPV）阳性

> **案例经过**

吴女士近日有点"难言之隐"——外阴部出现了

一些疣状物。为了明确病因，来医院检查。医生开了人乳头瘤病毒（HPV）核酸定量检测化验单。结果显示 HPV11 型阳性，相对定量为 1.02E+5（这个数值用科学计数法表示为：1.02×10^5，图 3-20-1）。吴女士拿着这个化验单找医生咨询，担心是否会发生癌变。医生解释说 HPV 阳性不等于宫颈癌，且 HPV11 型属于低危型，而且病毒载量相对定量较低的话（当相对定量值为 $< 10^3$（1.0E+3）时，提示病毒载量非常低，当相对定量为 $> 10^5$（1.0E+5）时，提示病毒载量极大），不必太惊慌；若是担心，可以进行宫颈细胞学 TCT 检查。

检验项目	结果	相对定量	感染比例				
========高危亚型========				HPV56	阴性	0.00	0.00%
HPV16	阴性	0.00	0.00%	HPV58	阴性	0.00	0.00%
HPV18	阴性	0.00	0.00%	HPV59	阴性	0.00	0.00%
HPV26	阴性	0.00	0.00%	HPV66	阴性	0.00	0.00%
HPV31	阴性	0.00	0.00%	HPV68	阴性	0.00	0.00%
HPV33	阴性	0.00	0.00%	HPV73	阴性	0.00	0.00%
HPV35	阴性	0.00	0.00%	HPV82	阴性	0.00	0.00%
HPV39	阴性	0.00	0.00%	======低危亚型======			
HPV45	阴性	0.00	0.00%	HPV11	阳性	1.02E.+5	100.00%
HPV51	阴性	0.00	0.00%	HPV6	阴性	0.00	0.00%
HPV52	阴性	0.00	0.00%	HPV81	阴性	0.00	0.00%
HPV53	阴性	0.00	0.00%	细胞内标	合格		

注：
1、细胞内标"合格"表示标本中含有宫颈上皮细胞，标本取样合格。细胞内标"不合格"表示标本中无宫颈上皮细胞，标本取样不合格，需要重新留取标本。
2、相对定量相当于每10000个细胞数感染病毒的量。感染比例是指该亚型病毒占总病毒量的比例。
3、当相对定量值为<1.0E+3时，提示病毒量非常低；当相对定量值为>1.0E+5时，提示病毒量极大。

图 3-20-1　人乳头瘤病毒（HPV）核酸定量检测报告单

专家点评

HPV 阳性并不可怕！HPV 感染是一种极为常见的病毒感染，高达 75% 的女性在其一生中可能感染 HPV。大部分感染者无症状，无自我感觉不适。与庞大的感染人群相比，国内宫颈癌发病率仅为十万分之十，绝大部分 HPV 感染者都不会发展为宫颈癌。持续感染高危型人乳头瘤病毒（HPV）才是子宫颈癌发生的必要条件。

那为什么要检测 HPV 呢？因为宫颈癌是唯一病因非常明确的癌症，那就是感染 HPV 病毒。虽然绝大部分 HPV 感染不会发展为宫颈癌，但 90% 以上的宫颈癌与 HPV 感染相关，预防和治疗 HPV 感染，就能预防宫颈癌。由于病因清楚，宫颈癌成为唯一可筛查可预防的癌症，检测宫颈 HPV 病毒感染与宫颈细胞学检查（TCT）是重要的筛查手段。

HPV 分型检测也有积极意义，不同型别具有不同的致病力。低危型别常引起外生殖道湿疣等良性病变，包括 6、11、42、43、44 等型别；高危型别与子宫颈癌及子宫颈上皮内瘤变的发生相关，包括 16、18、31、33 等。HPV16 与 18 型致病力最强，不但靠自身免疫力比较难清除，而且最容易转变为癌症。治疗 HPV 感染无特效药，无细胞学改变原则上可以不治疗，加强自身免疫力是关键。

在宫颈癌筛查中，HPV 检测型别应该关注两点：

1. 仅高危 HPV 型别的检测具有临床价值。

2. HPV16/18 在宫颈癌中占比接近 70%，且引起高级别病变及癌的风险极高，权威指南筛查路径均建议仅对该两个型别进行具体分型！对其他分型的检测没有定论，检测阳性不要紧张。

附录

（注：WS/T 表示卫生组织推荐标准）

附表一　常用临检参考区间

中文名称	英文名称	参考区间	来源
白细胞计数	WBC	$(3.5 \sim 9.5) \times 10^9/L$	WS/T 405-2012
中性粒细胞绝对值	Neut#	$(1.8 \sim 6.3) \times 10^9/L$	WS/T 405-2012
淋巴细胞绝对值	Lymph#	$(1.1 \sim 3.2) \times 10^9/L$	WS/T 405-2012
嗜酸性粒细胞绝对值	Eos#	$(0.02 \sim 0.52) \times 10^9/L$	WS/T 405-2012
嗜碱性粒细胞绝对值	Baso#	$(0 \sim 0.06) \times 10^9/L$	WS/T 405-2012
单核细胞绝对值	Mono#	$(0.1 \sim 0.6) \times 10^9/L$	WS/T 405-2012
中性粒细胞百分数	Neut%	$40 \sim 75$	WS/T 405-2012
淋巴细胞百分数	Lymph%	$20 \sim 50$	WS/T 405-2012
嗜酸性粒细胞百分数	Eos%	$0.4 \sim 8.0$	WS/T 405-2012
嗜碱性粒细胞百分数	Baso%	$0 \sim 1$	WS/T 405-2012
单核细胞百分数	Mono%	$3 \sim 10$	WS/T 405-2012

中文名称	英文名称	参考区间	来源
红细胞计数	RBC	男:(4.3 ~ 5.8)×10^{12}/L 女:(3.8 ~ 5.1)×10^{12}/L	WS/T 405-2012
血红蛋白	Hb	男:130 ~ 175 g/L 女:115 ~ 150 g/L	WS/T 405-2012
红细胞比容	HCT	男:0.40 ~ 0.50 女:0.35 ~ 0.45	WS/T 405-2012
平均红细胞容积	MCV	82 ~ 100 FL	WS/T 405-2012
平均红细胞血红蛋白含量	MCH	27 ~ 34 pg	WS/T 405-2012
平均红细胞血红蛋白浓度	MCHC	316 ~ 354 g/L	WS/T 405-2012
血小板计数	PLT	(125 ~ 350)×10^9/L	WS/T 405-2012
活化部分凝血活酶时间	APTT	男:31.5 ~ 34.5 秒(手工法) 女:32 ~ 43秒(手工法)	全国临床检验操作规程第四版
凝血酶原时间	PT	男:11 ~ 13.7 秒(手工法) 女:11 ~ 14.3 秒(手工法)	全国临床检验操作规程第四版
纤维蛋白原含量	FIB	2 ~ 4 g/L	全国临床检验操作规程第四版
D-二聚体	D-D	0 ~ 0.256 mg/L	全国临床检验操作规程第四版

附表二 临床化学检验参考区间

中文名称	英文名称	参考区间	来源
丙氨酸氨基转移酶	ALT	男:9 ~ 50 U/L 女:4 ~ 40 U/L	WS/T 404.1-2012
天冬氨酸氨基转移酶	AST	男:15 ~ 40 U/L 女:13 ~ 35 U/L	WS/T 404.1-2012
碱性磷酸酶	ALP	男:45 ~ 125 U/L 女(20 ~ 49 岁): 35 ~ 100 U/L 女(50 ~ 79 岁): 50 ~ 135 U/L	WS/T 404.1-2012
γ- 谷氨酸氨基转移酶	GGT	男:10 ~ 60 U/L 女:7 ~ 45 U/L	WS/T 404.1-2012
血清总蛋白	TP	65 ~ 85 g/L	WS/T 404.2-2012
血清白蛋白	ALB	40 ~ 55 g/L	WS/T 404.2-2012
血清球蛋白	GLB	20 ~ 40 g/L	WS/T 404.2-2012
白蛋白 / 球蛋白比值	A/G	(1.2 ~ 2.4):1	WS/T 404.2-2012
血清钾	K	3.5 ~ 5.3 nmol/L	WS/T 404.3-2012
血清钠	Na	137 ~ 147 nmol/L	WS/T 404.3-2012
血清氯	Cl	90 ~ 110 nmol/L	WS/T 404.3-2012
血清总胆红素	TBIL	男: < 26.0 umol/L 女: < 21.0 umol/L 男 / 女: < 23.0 umol/L	WS/T 404.4-2018

中文名称	英文名称	参考区间	来源
血清直接胆红素	DBIL	罗氏系统 < 8.0 umol/L 贝克曼系统 < 4.0 umol/L	WS/T 404.4-2018
血清尿素	Urea	男(20 ~ 59 岁): 3.1 ~ 8.0 umol/L 男(60 ~ 79 岁): 3.6 ~ 9.5 umol/L 女(20 ~ 59 岁): 2.6 ~ 7.5 umol/L 女(60 ~ 79 岁): 3.1 ~ 8.8 umol/L	WS/T 404.5-2012
血清肌酐	Crea	男(20 ~ 59 岁): 57 ~ 97 umol/L 男(60 ~ 79 岁): 57 ~ 111 umol/L 女(20 ~ 59 岁): 41 ~ 73 umol/L 女(60 ~ 79 岁): 41 ~ 81 umol/L	WS/T 404.5-2012
血清总钙	Ca	2.11 ~ 2.52 mmol/L	WS/T 404.6-2012
血清无机磷	Phos	0.85 ~ 1.51 mmol/L	WS/T 404.6-2012
血清镁	Mg	0.75 ~ 1.02 mmol/L	WS/T 404.6-2012
血清铁	Iron	男:10.6 ~ 36.7 umol/L 女:7.8 ~ 32.2 umol/L	WS/T 404.6-2012

中文名称	英文名称	参考区间	来源
血清乳酸脱氢酶	LDH	120 ~ 250 U/L	WS/T 404.7-2012
血清肌酸激酶	CK	男:50 ~ 310 U/L 女:40 ~ 200 U/L	WS/T 404.7-2012
血清淀粉酶	AMY	35 ~ 135 U/L	WS/T 404.7-2012
糖化血红蛋白	HbA1c	4% ~ 6%	WS/T 461-2015
血清葡萄糖	GLU	成人空腹:3.9 ~ 6.1 mmol/L	全国临床检验操作规程第四版

附表三 肿瘤标志物参考区间

中文名称	英文名称	参考区间	来源
甲胎蛋白	AFP	≤ 7 ng/ml	WS/T645.2-2018
癌胚抗原	CEA	≤ 5 ng/ml	WS/T645.2-2018
糖链抗原 199	CA199	≤ 27 U/ml（电化学发光）	全国临床检验操作规程第四版
糖链抗原 125	CA125	≤ 35 U/ml（电化学发光）	全国临床检验操作规程第四版
糖链抗原 15-3	CA15-3	≤ 25 U/ml（电化学发光）	全国临床检验操作规程第四版
糖链抗原 242	CA242	≤ 20 U/ml（酶免法）	全国临床检验操作规程第四版
神经元特异烯醇化酶	NSE	< 16.3 ng/ml（电化学发光）	全国临床检验操作规程第四版

中文名称	英文名称	参考区间	来源
细胞角蛋白19片段	CYFRA21-1	< 3.3 ng/ml（电化学发光）	全国临床检验操作规程第四版
总前列腺特异性抗原	PSA	< 4.0 ng/ml（化学发光）	全国临床检验操作规程第四版
游离前列腺特异性抗原	f-PSA	正常男性血清：f-PSA ≤ 0.93 ug/L（电化学发光）	全国临床检验操作规程第四版

附表四　激素参考区间

中文名称	英文名称	参考区间	来源
促黄体素	LH	女性　卵泡期:2.12 ～ 10.89 IU/L 排卵期:19.18 ～ 103.03 IU/L 黄体期:1.20 ～ 12.86 IU/L 绝经后:10.87 ～ 58.64 IU/L （化学发光法） 男性　成人:1.24 ～ 8.62 IU/L （化学发光法）	全国临床检验操作规程第四版
卵泡刺激素	FSH	女性　卵泡期:3.85 ～ 8.78 IU/L 排卵期:4.54 ～ 22.51 IU/L 黄体期:1.79 ～ 5.12 IU/L 绝经后:16.74 ～ 113.59 IU/L （化学发光法） 男性　成人:1.27 ～ 19.26 IU/L （化学发光法）	全国临床检验操作规程第四版

中文名称	英文名称	参考区间	来源
泌乳素	PRL	女性 绝经前(<50 岁):3.34 ~ 26.72 μg/L 绝经后(>50 岁):2.74 ~ 19.64 μg/L (化学发光法) 男性成人:2.64 ~ 13.13 μg/L (化学发光法)	全国临床检验操作规程第四版
睾酮	T	血清样本 男性:1.75 ~ 7.81 μg/L 女性:< 0.1 ~ 0.75 μg/L (化学发光法) 血浆样本 男性:1.68 ~ 7.58 ug/L 女性:< 0.1 ~ 0.90 μg/L (化学发光法)	全国临床检验操作规程第四版
雌二醇	E2	男性:< 20 ~ 47 μg/L (化学发光法) 绝经后女性(未使用激素治疗): < 20 ~ 40 ug/L 未孕的育龄女性 卵泡中期:27 ~ 122 μg/L 黄体中期:49 ~ 291 μg/L 排卵期:95 ~ 433 ug/L	全国临床检验操作规程第四版

中文名称	英文名称	参考区间	来源
孕酮	P	男性:0.14 ~ 2.06 ug/L （化学发光法） 未孕育龄女性 排卵中期:0.31 ~ 1.52 µg/L 黄体中期:5.16 ~ 18.56 µg/L 绝经期: < 0.08 ~ 0.78 µg/L 妊娠女性 前 3 个月:4.73 ~ 50.74 µg/L 中 3 个月:19.41 ~ 45.30ug/L （化学发光法）	全国临床检验操作规程第四版
人绒毛膜促性腺激素	hCG	男性: < 0.5 ~ 2.67 IU/L （化学发光法） 未孕女性: < 0.5 ~ 2.90 IU/L 妊娠女性 0.2 ~ 1 孕周:5 ~ 50 IU/L 1 ~ 2 孕周:50 ~ 500 IU/L 2 ~ 3 孕周:100 ~ 5000 IU/L 3 ~ 4 孕周:500 ~ 10000 IU/L 4 ~ 5 孕周:1000 ~ 50000 IU/L 5 ~ 6 孕周:10000 ~ 100000 IU/L 6 ~ 8 孕周:15000 ~ 200000 lU/L 8 ~ 12 孕周:10000 ~ 100000 IU/L （化学发光法）	全国临床检验操作规程第四版
促甲状腺激素	TSH	成人:0.34 ~ 5.60 mIU/L （化学发光法）	全国临床检验操作规程第四版
三碘甲状腺原氨酸	T3	0.58 ~ 1.59 ug/L （化学发光法）	全国临床检验操作规程第四版

中文名称	英文名称	参考区间	来源
甲状腺素	T4	4.87 ~ 11.72 ug/dl （化学发光法）	全国临床检验操作规程第四版
游离三碘甲状腺原氨酸	FT3	成人:1.71 ~ 3.71 ng/L	全国临床检验操作规程第四版
游离甲状腺素	FT4	0.70 ~ 1.48 ng/dl （化学发光法）	全国临床检验操作规程第四版
甲状腺球蛋白	TG	1.15 ~ 130.77 μg/L （化学发光法）	全国临床检验操作规程第四版
生长激素	GH	成年男性:0.003 ~ 0.971 ug/L （化学发光法） 成年女性:0.010 ~ 3.607 ug/L （化学发光法）	全国临床检验操作规程第四版

彩插

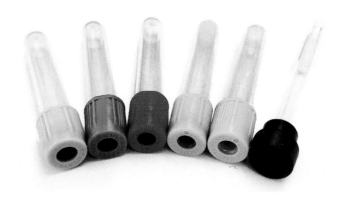

图 1-2-2　不同颜色的采血管